AF463046

MEMOIRE

POUR

L'ÉTABLISSEMENT D'UN HOSPICE

D'ALIÉNÉS;

PAR A. BRIERRE DE BOISMONT,

Chevalier de la Légion-d'Honneur, docteur en médecine de la Faculté de Paris et du mérite militaire de Pologne; ancien médecin des hôpitaux de Paris et de Varsovie, etc.

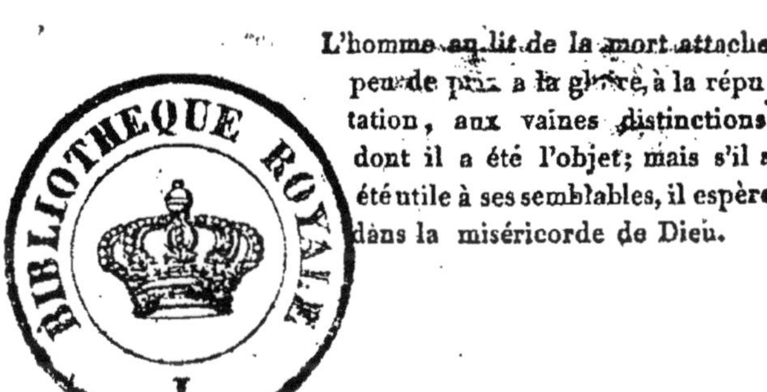

L'homme au lit de la mort attache peu de prix à la gloire, à la réputation, aux vaines distinctions dont il a été l'objet; mais s'il a été utile à ses semblables, il espère dans la miséricorde de Dieu.

PARIS.

IMPRIMÉ CHEZ PAUL RENOUARD,

RUE GARANCIÈRE, N. 5.

1836.

EXTRAIT
DES ANNALES D'HYGIÈNE PUBLIQUE.
(TOME XVI, 1re PARTIE.)

MÉMOIRE

POUR

L'ÉTABLISSEMENT D'UN HOSPICE

D'ALIÉNÉS. (1)

PAR A. BRIERRE DE BOISMONT.

L'isolement des aliénés et la création d'hôpitaux spéciaux sont des faits aujourd'hui consacrés par l'expérience. Mais si tous les hommes éclairés sentent le besoin d'une surveillance particulière pour les maladies de l'esprit, peu connaissent les conditions nécessaires à un établissement d'insensés. C'est qu'en effet

(1) Mémoire couronné par la Société des Sciences médicales et naturelles de Bruxelles, au concours ouvert en 1834; sur cette question : Indiquer l'exposition, l'emplacement, la distribution, la direction matérielle, hygiénique et médicale, les plus convenables pour l'établissement d'un hospice d'aliénés.

à nos passions, à nos misères, en un mot à la civilisation, il faut éloigner la victime des lieux qui lui rappellent son malheur. Si vous mettez le malade dans les villes ou aux portes des villes, il n'aura point le repos qui lui est si nécessaire. Un seul fait prouve toute l'utilité de cette mesure. Lorsqu'une figure étrangère se montre pour la première fois au milieu des fous, on remarque bientôt parmi eux de l'agitation; et souvent des cris, de la fureur, attestent combien toute impression nouvelle leur est préjudiciable. Quel est le médecin qui n'a pas observé les effets de la tranquillité et du silence sur les maniaques? Combinés avec les bons traitemens, ils suffisent pour faire cesser, en quelques jours, les transports les plus furieux. Nous verrons plus tard que certaines nations de l'Europe ont bien compris l'influence de ce moyen dans la construction imparfaite, sinon vicieuse de leurs établissemens.

La campagne solitaire, à peu de distance de la ville, voilà donc l'endroit le plus convenable pour une maison d'aliénés. Par là l'on évite des droits d'octroi, si considérables dans un grand établissement, et l'on est à proximité de tous les approvisionnemens. Mais il ne suffit pas d'avoir choisi un emplacement solitaire, il faut encore qu'il présente des conditions indispensables à un pareil séjour. Ainsi, le sol ne doit pas être humide, car on verrait régner des infiltrations, des maladies de nature scorbutique, des variétés de la dysenterie, certaines maladies des voies aériennes, etc. Plusieurs médecins milanais nous ont assuré, il est vrai, que l'humidité n'est pas aussi préjudiciable aux aliénés qu'on l'a prétendu ; ils croient que les fièvres intermittentes, qui sont communes à Milan, ont un heureux résultat pour les maniaques, et ils assurent que plusieurs d'entre eux ont été guéris en contractant ces fièvres. Cette opinion, qui a déjà été soutenue dans l'antiquité, nous paraît fort erronée; les furieux sont en petit nombre parmi les fous; les monomaniaques tranquilles, les mélancoliques, les imbécilles et les démens ne sauraient bien se trouver de cette influence. L'humidité du sol milanais n'est-elle pas d'ailleurs une des causes principales de la fièvre pétéchiale que nous avons vu régner, d'une manière endémique, dans ces contrées!

Un terrain sec est donc une des premières qualités d'une habitation d'aliénés. Le sol sablonneux est le plus favorable à ce but. En contribuant à la salubrité des bâtimens, il ne donne lieu à aucune dépense extraordinaire dans la construction de leurs fondations; la couche ferme se rencontrant ordinairement à peu de profondeur, il ne faut enlever que quelques pieds de terre pour poser la première assise. D'autres conditions ne sont pas moins nécessaires au succès de cet établissement; il faut qu'il soit abondamment pourvu d'eau pour le besoin du service. Les bains sont une des premières nécessités des aliénés; plus on peut leur en donner, mieux ils s'en trouvent. C'est ce qu'on a parfaitement senti dans l'institut de Saint-Lazare, près Reggio de Modène; les eaux qui manquent dans la plupart des maisons de ce genre, ou du moins qui y sont distribuées en trop petite quantité, sont habilement ménagées à Saint-Lazare, et arrivent dans les lieux d'aisances, les cours, les corridors. Leur abondance est d'ailleurs un stimulant pour la propreté, et les parties de l'établissement sont d'autant mieux tenues que les serviteurs ont plus d'eau à leur proximité. Pour en avoir toujours en réserve, les canaux ne doivent pas être d'un trop petit volume; car il arrive alors qu'ils se bouchent et que les établissemens manquent d'eau, ce que nous voyons tous les jours dans les hôpitaux de Paris où les médecins sont souvent forcés de refuser les bains qu'ils jugent nécessaires.

Le terrain doit présenter quelques accidens. Trop uni, il fatigue la vue par sa monotonie. Les élévations naturelles ou artificielles multiplient les points de vue. Il est plus d'un aliéné qui se montre sensible à la beauté d'un paysage. Les monomaniaques passent quelquefois des heures à regarder une belle perspective, et certains maniaques ne sont point étrangers à ce genre de plaisir.

Mais ce qu'il importe, c'est que les terrains soient vastes, étendus, ombragés par une grande quantité d'arbres, et qu'il s'y trouve beaucoup de lieux défendus contre les ardeurs du soleil. La multitude des arbres donne de la gaîté aux habitations, leur ombrage invite à la promenade, et l'on respire plus à son aise sous leur feuillage protecteur. Un grand nombre d'aliénés ne font rien, ils aiment à se promener, à marcher, ou bien ils restent des heures entières à la même place. Ils ont donc besoin de vastes promenades couvertes, où ils puissent au moins jouir de tous les bienfaits de l'air. Plus les promenades sont grandes, moins les moyens coërcitifs sont nécessaires, l'aliéné dépense son excès de forces dans la marche. L'espace l'invite sans qu'il s'en doute, et beaucoup doivent à ces courses continuelles un repos et un sommeil que n'auraient pu leur procurer les narcotiques les plus héroïques. Remarquons, en passant, que ces médicamens qui sont souvent utiles, lorsque les forces sont épuisées, agissent, au contraire, d'une manière tout opposée, lorsque le système nerveux est fortement excité. L'air, la verdure, les allées couvertes, les plaines de gazon, les fleurs doivent donc être comptés au nombre des moyens hygiéniques utiles aux aliénés. Les jouissances de la vue viennent ici se réunir aux bienfaits de l'air. L'étendue des terrains a d'autres avantages qu'il convient de signaler: elle permet de consacrer certaines parties à des buts d'utilité, et de cacher aux malades la surveillance qu'on exerce sur eux.

L'exposition du terrain ne mérite pas moins d'attention; s'il est au midi, abrité par un coteau, placé dans le voisinage, il ne se trouve point livré à l'action des vents, et particulièrement à celle des vents du nord, qui sont souvent, pour les aliénés, la cause d'une foule de maladies intercurrentes. Quant à la direction des bâtimens, l'est est le point qui leur convient le mieux. La chaleur du midi en été, le froid du nord en hiver, sont deux extrêmes qu'il faut également redouter. L'air du levant est frais; les vents qu'il apporte sont éminemment propres à l'assainissement des salles.

Le terrain choisi dans un lieu sec, pourvu d'eau,

bien boisé, exposé au midi, à l'abri des vents, quel plan adoptera-t-on dans la construction des bâtimens? Les travaux de notre maître, M. Esquirol, ont démontré jusqu'à l'évidence, que le rez-de-chaussée était la seule élévation convenable dans un établissement d'aliénés.

Que d'inconvéniens, en effet, attachés aux bâtimens à plusieurs étages? Grilles, verroux, serrures, barreaux, cages en fer pour les escaliers, voilà les accompagnemens obligés de ces maisons. Qui ne sait combien l'aspect de semblables lieux doit jeter de terreur dans les esprits des aliénés et surtout dans celui des monomaniaques tristes, dont la classe est malheureusement si nombreuse? Ce n'est pas seulement comme prison que ces établissemens sont répréhensibles, ils ont l'inconvénient fort grave d'exiger une surveillance beaucoup plus active, qui devient très fatigante et par cela même souvent illusoire. La hauteur des escaliers rend d'ailleurs les aliénés paresseux, et ce n'est qu'avec peine qu'on les fait aller à la promenade. L'élévation des étages réveille dans l'esprit des suicides, des idées sinistres, qu'une disposition contraire fait quelquefois évanouir. Les malades qui éprouvent un commencement de paralysie, ceux qui sont faibles sur leurs jambes, les démens, les idiots, placés dans des étages supérieurs, ne peuvent qu'être difficilement conduits dans les cours; aussi plus d'une fois les avons-nous vus rester constamment dans leurs corridors. Enfin les maladies du cœur, si nombreuses chez les aliénés, sont encore une raison pour placer ces malades au rez-de-chaussée.

Tous ces inconvéniens disparaissent par l'adoption des rez-de-chaussée. Plus de nécessité alors d'employer le système des geôles, partant moins de pensées fâcheuses. La situation du terrain, de niveau avec les cellules ou les dortoirs, invite les malades à se promener. Ils voient leurs commençaux sortir à chaque instant, et cette vue les excite à en faire autant. La surveillance est facile, et les gens de service moins multipliés peuvent remplir leurs devoirs avec bien moins de fatigue. La ventilation des appartemens, si utile à ces malades, se fait alors sans difficulté. Mais pour que les salles, les cellules construites au rez-de-chaussée soient salubres, il faut qu'elles soient élevées sur des voûtes, sous lesquelles passeront des courans d'air. Sans les voûtes, le parquet ne tarde pas à se laisser pénétrer par l'humidité qui fait sans cesse des progrès. Bientôt il se tapisse d'une mousse verdâtre, salpêtrée, qui change la couleur du parquet, le décompose et se communique aux soubassemens des murs. Ce n'est qu'avec le secours des voûtes, garanties elles-mêmes de l'humidité par des courans d'air, qu'on parvient à maintenir le sol du rez-de-chaussée dans une sécheresse parfaite.

Nous venons d'exposer le plus fidèlement qu'il nous a été possible les raisons alléguées par M. Esquirol, pour faire prévaloir dans la construction des édifices d'aliénés le plan du rez-de-chaussée; faisons connaître de notre côté les motifs qui nous portent à modifier ce système, peut-être trouveront-ils quelque créance auprès des hommes de l'art. On ne peut se dissimuler que la création d'un institut d'aliénés, d'après les idées de M. Esquirol, n'exige un immense déploiement de terrain. Les frais sont alors bien plus grands et les autorités locales effrayées s'empressent de remettre le projet dans les cartons. Mais ce n'est pas seulement comme achat de terrain que l'exécution est dispendieuse, elle le devient plus encore par l'érection des pavillons séparés; tandis que l'élévation d'un premier étage, véritable entresol, n'augmente pas la dépense de plus d'un tiers, contribue à l'assainissement des pavillons, en les rendant plus secs, et leur ôte de leur monotonie et de leur tristesse.

Si ces raisons paraissent bonnes, sous le rapport de l'économie, et nous le croyons, il ne s'agit plus que de chercher si les dispositions que nécessitent leur adoption, sont contraires aux opinions reçues sur le traitement des aliénés. Pour cela, il importe de savoir si tous les aliénés ont besoin, sous peine de santé ou de vie, d'habiter le rez-de-chaussée. Plusieurs distinctions doivent être faites à ce sujet. Il est incontestable que les maniaques agités, les mélancoliques, les suicides, les furieux, les demi-paralytiques, les gâteux, les épileptiques qui ont des attaques fréquentes, ne pourraient habiter le premier étage sans inconvénient ou sans danger pour eux; mais l'aliénation tout entière n'est pas dans ces malades, elle n'en forme qu'une division, nombreuse il est vrai, mais qui n'en embrasse pas la moitié. La classe plus onsid érable des convalescens, des monomanes tranquilles, des maniaques paisibles, des démens, des imbécilles qui ne sont pas tourmentés par des idées de destruction, des épileptiques dont les attaques sont éloignées ou légères, peut habiter sans aucun risque le premier étage. Quant aux idiots, nous pensons qu'une partie d'entre eux doit être placée au rez-de-chaussée. Si l'on nous objecte que parmi ces malades, il en est qui sont sédentaires et qui préfèrent rester dans leurs chambres ou dans leurs dortoirs, à la fatigue que leur causera un escalier de vingt marches, nous répondrons qu'un réglement bien exécuté, comme nous l'avons vu dans plusieurs maisons, aura promptement accoutumé les malades à descendre dans la cour, la salle de travail ou le réfectoire aux heures indiquées.

L'élévation d'un premier étage rend d'ailleurs moins facile l'évasion des aliénés qui ne peuvent plus se servir des colonnes du promenoir couvert pour s'échapper; et lors même que la nature de la maladie ne permet pas de placer les aliénés au premier, nous croyons que cet étage peut être utilement employé, comme magasin, grenier, séchoir, etc.

Si les motifs que nous avons fait valoir, pour élever les pavillons d'un étage, ont quelque valeur, on voit de suite les avantages matériels qui en résulteront. L'emplacement moins considérable, les sections moins nombreuses, diminueront prodigieusement les dépenses, et permettront une surveillance moins étendue. Les plus fortes objections qu'on puisse nous faire reposent sur le traitement et la sûreté des malades; nous avons démontré que les classifications généralement adoptées n'en éprouvaient aucun changement, que les aliénés pouvaient passer d'une division dans l'autre suivant le degré de leur maladie, et qu'enfin la vie ne pouvait être compromise, puisque tous ceux pour lesquels il y aurait danger à habiter le premier étage resteraient au rez-de-chaussée.

L'habitation des convalescens va nous présenter quelques considérations intéressantes, et peut-être pourrons-nous, par une répartition plus en harmonie avec leurs besoins, diminuer encore le nombre des pavillons de l'établissement. Nous avons acquis par une longue expérience la conviction que les moyens moraux exerçaient la plus grande influence dans la seconde partie du traitement de l'aliénation. Certes, on ne peut se refuser à ranger dans cette classe la permission accordée au malade convalescent d'abandonner sa cellule pour aller vivre dans le quartier du directeur et du médecin. C'est pour lui une sorte d'initiation aux devoirs de la société dans laquelle il va bientôt rentrer, et une satisfaction intérieure de s'éloigner des lieux qui lui rappellent une affection douloureuse. Le convalescent, placé sous les yeux du directeur et du médecin, les voit plus fréquemment encore, en reçoit à chaque instant des avis bienveillans, et fortifie sa raison par la vue et la conversation des employés de la maison. Persuadé de l'exactitude de ces remarques, nous proposerions de placer le logement des convalescens dans le bâtiment du directeur, au rez-de-chaussée ou au premier étage, il occuperait une portion de l'aile parallèle aux pavillons. Une partie de leur quartier pourrait être construite en dortoirs et l'autre en cellules.

Avec ce plan, il serait facile de réduire le nombre des sections des hommes, y compris celles des épileptiques et des furieux, à neuf. La même division serait adoptée pour les femmes; mais au lieu de construire les sections pour vingt malades, on les ferait pour trente, à cause du plus grand nombre de folles aliénées.

Ces points préliminaires établis, cherchons maintenant quel ordre doit présider à la construction des bâtimens. Il y a long-temps qu'on a dit que la meilleure distribution d'un institut d'aliénés était celle qui permettait de saisir en peu d'instans tout l'ensemble des divisions. Le plan panoptique adopté par quelques maisons pénitentiaires serait, sans doute, le meilleur à suivre, mais il a l'inconvénient de former des angles aigus pour aboutir au point central, et de rétrécir d'une manière très gênante, les espaces consacrés aux aliénés. La forme carrée étant aujourd'hui la plus généralement adoptée, c'est aussi celle que nous prendrons pour base de notre plan, en ne perdant pas de vue toutefois qu'un des quatre côtés doit toujours être percé d'une clairière qui permette à l'œil de se reposer sur des objets agréables. Mais pour que cette disposition offre tous les résultats désirables, il ne faut pas qu'on puisse passer devant ces grilles, parce qu'alors les malades s'exaspèrent à la vue des étrangers et qu'ils ont l'air d'être dans de véritables cages.

Trois divisions principales composeront l'établissement. L'une d'elles, centrale, destinée à l'administration (personnel et matériel), aura un premier étage; elle se subdivisera en trois corps de logis, séparés par deux cours. Le premier péristyle de l'édifice servira de logement à l'aumônier, au médecin en chef, aux élèves en médecine, aux employés et au concierge. C'est dans cette partie du bâtiment que seront placés le bureau d'entrée, la salle de réception, la salle de garde, le vestiaire pour les hommes et pour les femmes. Le second corps de logis servira d'habitation au directeur, à l'économe, au pharmacien, au médecin adjoint. Cette division contiendra également la pharmacie, les officines, les magasins des étoffes, des toiles, des ustensiles. Dans les voûtes se trouveront la cuisine, les magasins de comestibles, l'étal, la panneterie, l'épicerie, etc. Cette distribution qui existe à Saint-Yon nous a paru très bonne. L'étage supérieur pourra être surmonté d'un belvéder d'où l'on découvrira toutes les parties de l'édifice. Dans le dernier bâtiment qui fermera le parallélogramme, on réunira la chapelle, la communauté, la lingerie, la boulangerie, la buanderie (coulerie, lavoir, dépôt de linge sale, séchoir, repassage et pliage), la matelasserie, l'amphithéâtre, la salle des morts, le bûcher, la charbonnerie, le réservoir et la pompe à feu. Si ces constructions n'étaient pas suffisantes, on pourrait bâtir sur les côtés. Noblesse et simplicité, tels devront être les caractères distinctifs de l'architecture du monument. On ne perdra point de vue qu'il est destiné à l'une des plus grandes misères de la vie humaine, et que le luxe des ornemens et des sculptures serait déplacé en pareille circonstance. Avant de terminer ce qui est relatif à ce bâtiment, rappelons une disposition de l'asile de Saint-Yon qui nous a paru très convenable. A l'entrée de la maison, il existe une grande salle qui est suivie d'un beau jardin. Cette partie sert de parloir; les parens et les malades ne sont point gênés les uns par les autres, et ont un espace suffisant pour se promener.

De chaque partie latérale du second corps de logis partira un long corridor qui servira à lier les pavillons d'aliénés placés sur ses flancs. Ces pavillons seront au nombre de neuf, quatre de chaque côté. Le neuvième destiné aux furieux, sera placé à l'extrémité de chaque aile. La même division aura lieu pour les deux sexes. Nous avons dit qu'il fallait construire neuf sections pour chaque sexe, il devient indispensables de faire connaître sur quelles données et d'après quelles classifications nous proposons ce nombre de pavillons. Dans les établissemens français, les aliénés se divisent en deux grandes sections: 1° les individus curables, comprenant les monomaniaques, les maniaques, les suicides, les furieux, quelques stupides et démens; 2° les individus incurables, contenant les monomaniaques et les maniaques à type rémittent, intermittent, périodique, les démens, les imbécilles et les idiots. A ces deux classes, il faut joindre les convalescens et les épileptiques; le plus ordinairement ceux-ci sont placés dans le même hôpital, mais dans une division séparée.

Voici d'après les registres de Bicêtre et de la Salpêtrière les proportions dans lesquelles se présentent ces maladies:

Bicêtre, 31 décembre 1824.

Fous.	curables.	147	107 en traitement. 40 convalescens.
	incurables.	268	
	imbécilles.	225	
Epileptiques.	curables.	5	
	incurables.	183	
		828	

Ce qui donne un individu curable sur trois et demi incurables.

M. le docteur Lelut a eu la complaisance de nous adresser l'état de la population de Bicêtre pour cette année; il en résulte que le nombre des malades est moins considérable qu'il y a dix ans. La division ne comprend que 752 individus dont 168 épileptiques. Le chiffre des aliénés atteints de paralysie générale est de 44. On compte 110 idiots ou imbécilles. Le reste se compose de maniaques et de démens dans une proportion de 1/4 et de 1/5 pour ces derniers. M. Lelut affirme que les monomaniaques vrais sont excessivement rares; opinion que nous avons nous-même émise il y a quelques années dans un mémoire sur l'aliénation mentale.

Salpêtrière, 31 décembre 1824.

Folles.	curables.	199	152 en traitement.
—			47 convalescentes.
—	incurables.	656	
—	imbécilles.	660	
Epileptiques.	curables.	32	
—	incurables.	295	
		1842	

Ce qui établit une malade curable sur six malades et demi incurables, abstraction faite des épileptiques dans les deux classes.

Maintenant si nous comparons les deux divisions, nous trouvons que, s'il faut deux sections pour les fous curables, il en faudra six pour les incurables, et un nombre plus considérable pour les folles; mais comme dans l'incurabilité, les malades sont généralement tranquilles, presque entièrement privés de raison, on n'est pas dans la nécessité de les isoler comme les malades en traitement; les cellules indispensables dans ce cas peuvent être remplacées par des dortoirs, disposition qui augmente considérablement les espaces. En plaçant les convalescens dans le bâtiment de l'administration, on obtient de nouveaux logemens dans les pavillons. Ces bases établies, trois pavillons pourront être exclusivement consacrés aux malades en traitement, les cinq autres seront pour les incurables, les épileptiques et l'infirmerie.

Voici dans quel ordre nous proposerons de classer les malades :

Convalescens dans le bâtiment de l'administration.

Monomaniaques. . . . . . . } Suicides. . . . . }	1
Délire aigu, maniaques. . . .	2
Imbécilles, démens . . . . . }	1
Idiots. . . . . }	1
Infirmerie . . . . } Gâteurs. . . . . } Paralytiques. . . . . }	2
Epileptiques	1

Un bâtiment éloigné de tous les autres sera destiné aux furieux qui sont toujours en petite quantité. Faisons observer cependant que ces malades sont plus nombreux parmi les classes inférieures de la société, ce qui tient à la brutalité de leurs passions et au manque total d'éducation. Aussi ne faut-il pas perdre de vue ces réflexions, lorsqu'on construit un hospice d'aliénés. A l'imitation des maisons de santé de Milan et de l'hôpital San-Bonifazio à Florence, peut-être conviendrait-il d'établir dans ce bâtiment une chambre obscure. Celle de San-Bonifazio est tapissée dans tous les sens de nattes, recouvertes d'une toile noire; on y enferme les furieux qui sont trop agités; presque toujours ils se calment promptement. Dans la maison de la Senavretta à Milan, on fait à volonté paraître le jour et la nuit, tomber la pluie, gronder le tonnerre. Le docteur Lombardi nous a dit qu'il employait ces moyens dans le cas de fureur et de stupeur accidentelle, et qu'il en avait obtenu de bons résultats.

Nous avons vu que le nombre des femmes aliénées en France était plus considérable que celui des fous. En Belgique, on trouve également que le nombre des folles l'emporte sur celui des fous. Il résulte, en effet, des tableaux statistiques dressés par M. Guislain, qu'en réunissant tous les insensés qui ont existé depuis 1820 jusqu'en 1825 dans les provinces de nord Hollande, on a :

2157 . . . . hommes.
2363 . . . . femmes.

Il serait donc nécessaire de créer un plus grand nombre de sections pour les femmes, ou mieux encore, d'agrandir les proportions des pavillons existans, en les mettant en état de recevoir trente malades par étage. Je suppose qu'on veuille former un institut de 500 aliénés, il faudra calculer le logement pour 240 hommes et pour 260 femmes environ, un peu plus, un peu moins.

Une question non moins importante se présente maintenant. Convient-il que toutes les sections soient à cellules ou à dortoirs, ou bien doit-on admettre les deux systèmes séparément ? Voici ce que l'expérience nous a appris à ce sujet : les monomaniaques, les suicides, les maniaques, les furieux, les fous agités ne pourraient impunément être mis en dortoir, il leur faut, dans l'immense majorité des cas l'isolement le plus complet, soit parce que la vue de leurs compagnons d'infortune les attriste ou les irrite, soit parce qu'ils troublent le repos des autres. La méthode de traitement n'est pas d'ailleurs la même pour tous, il faut la varier à l'infini, et les conseils qu'il est si souvent nécessaire de donner ne sauraient, sans de graves inconvéniens, être entendus de tous. Les moyens de rigueur, les réprimandes, les admonitions sévères auxquels on est fréquemment obligé d'avoir recours pendant la durée de la maladie, trop répétés exerceraient à la longue une influence fâcheuse pour le caractère de médecin, car s'il a besoin de se faire respecter, il doit joindre la douceur à la fermeté.

Mais s'il est essentiel que les aliénés dont nous venons de parler soient isolés, qu'ils aient leurs cellules, cette mesure n'est plus applicable aux convalescens, aux démens, aux imbécilles, aux idiots, aux *gâteux* paralytiques et autres, ainsi qu'aux aliénés atteints de maladies incidentes. Les convalescens, en effet, prêts à rentrer dans la société, ont besoin de faire un premier essai du monde; leur réunion a donc pour objet de les réaccoutumer à ces usages, à ces bienséances même auxquels ils vont bientôt être soumis. En se voyant ils sentent la nécessité de s'observer et le contrôle qu'ils exercent sur eux devient plus rigoureux et plus sévère. Quant aux malades compris dans la seconde classe, ils n'ont plus besoin que d'être surveillés; les dortoirs rendent cette surveillance beaucoup plus facile, elle exige d'ailleurs un nombre moins considérable de serviteurs.

Saint-Yon et plusieurs autres établissemens admettent des pensionnaires dont les prix sont une ressource précieuse pour ces maisons. Le nombre de ceux qui paient une pension élevée est très peu considérable; on pourrait donc avoir comme à Saint-Yon une petite maison isolée pour eux. Nous avons remarqué dans la maison de convalescence de Sonnenstein une disposition qui mérite d'être consignée ici. Cette institution ne contient que deux classes de personnes; mais par une mesure fort sage et qui montre l'esprit éclairé du directeur, on n'a plus égard à l'arrangement par classe, si l'aliéné, quoique pauvre, est un homme instruit, ou a eu dans le monde une position brillante; il passe alors dans la première classe.

La forme adoptée pour chaque section sera celle du carré. C'est elle, avons-nous dit, qu'on retrouve dans les constructions neuves de Bicêtre, de la Salpêtrière, de Charenton, de Saint-Yon et de la maison de M. Esquirol à Ivry. Mais dans la construction des sections, on ne devra point s'écarter de ce principe, que leur isolement soit assez grand pour que d'une section on ne puisse voir ni entendre ce qui pourrait se passer dans une autre.

Une section se composera: 1° de la loge du premier surveillant et de ce même côté; 2° du magasin; 3° de la chambre des infirmiers; 4° du réfectoire ou de la salle de réunion; 5° d'une laverie.

Dans les deux ailes perpendiculaires à ce côté se trouveront les cellules ou les dortoirs. Ceux-ci ne contiendront pas plus de dix lits. Cette distribution, que nous avons trouvée dans le bel hôpital civil de Munich, nous semble bien préférable aux grandes cathédrales de l'Italie et même à nos longues salles de France où l'on voit pleuvoir les pleurésies et les pneumonies aux premières variations de la température. Le côté parallèle à la loge du premier surveillant sera ouvert par une grille qui donnera sur un jardin ou sur des massifs d'arbres, de verdure et de gazon. Dans un des angles sera la porte de communication avec l'extérieur pour les malades tranquilles ou qui veulent bien travailler. Dans l'autre angle se trouvera le cabinet d'aisances. Ce cabinet, ainsi que le propose M. Desportes, sera divisé en deux parties, un côté pour recevoir les malades qui pourront s'y rendre, et l'autre pour servir de vidoir aux vases de nuit; la propreté est liée à la stricte exécution de cette disposition. Le cabinet sera placé autant que possible, dans un courant d'air du nord au midi; il sera pourvu d'un égout particulier se rendant à l'égout général, ou d'un appareil de fosse inodore. Il n'est personne qui n'ait été frappé de la mauvaise disposition des lieux d'aisances dans les établissemens publics. Presque toujours ils exhalent une odeur infecte qui oblige à s'en éloigner à l'instant. Plus d'une fois, dans certains hôpitaux de Paris, nous avons gémi sur cet oubli des lois de l'hygiène. On remédierait à ce grave inconvénient en remplaçant au fur et à mesure toutes les anciennes latrines par des appareils à l'anglaise; ou bien encore en pratiquant sur la fosse même, ou immédiatement au-dessous de l'appareil une cheminée dont le diamètre serait égal à celui de l'ouverture de tous les siéges; cette cheminée serait élevée jusqu'à la partie la plus haute des bâtimens. Un excellent moyen consiste à établir au-dessus du cabinet de latrines, un petit réservoir alimenté par un robinet garni d'un flotteur. A l'aide d'une mécanique fort simple, le malade en poussant la porte du cabinet pour entrer, emplit le récipient; en sortant, il tire à lui la porte, et par ce mouvement, il vide le récipient avec une grande force sur la cuvette. L'eau, en la traversant, emporte tous les résidus, et nettoie les parois sans le secours de personne. Ce moyen est usité à la Salpêtrière avec succès. Dans la plupart des cellules de l'hôpital San-Bonifazio à Florence, les garde-robes sont disposées de telle manière que lorsque l'aliéné s'asseoit, le poids de ses pieds abaisse la soupape, qui ne remonte que lorsqu'il s'est retiré. Un autre mécanisme consistant en deux supports mobiles, placés à l'endroit ou l'aliéné pose ses mains, concourt au même but. Ce moyen pourrait être perfectionné, en faisant couler une nappe d'eau, qui enleverait le reste des matières. Nous conseillons de conduire les eaux pluviales et ménagères de chaque section, à ruisseau découvert dans l'égout d'embranchement des latrines. C'est un moyen naturel de les laver, sans aucune peine et de perdre ces eaux, sans les faire passer par un chemin trop long.

En parlant du côté d'entrée, nous avons énuméré les pièces qui doivent s'y trouver. La chambre des infirmiers des malades incurables devra contenir trois lits. Celle des malades en traitement en aura au moins quatre, parce que la surveillance est plus nécessaire, les besoins plus nombreux, et qu'il est indispensable d'avoir des veilleurs. Le réfectoire qui servira aussi de salle de réunion, de chambre de travail, devra avoir 30 pieds carrés sur 15 pieds environ d'élévation. La nuit toutes les croisées seront ouvertes. Les fenêtres seront munies de vasistas. Le magasin renfermera le linge, les vêtemens et les ustensiles. La laverie, dont on pourrait aussi faire une cour de service, sera destinée aux écurages, aux lavages et à l'essangeage du linge.

Les habitations des aliénés méritent toute l'attention sous le rapport de l'hygiène. Nous n'avons point oublié le fait suivant cité plusieurs fois par M. Dupuytren dans ses leçons orales: «toutes les fois, disait ce célèbre praticien, que la salle Sainte-Marthe, contenait quatre ou cinq lits de plus que ceux qu'elle renferme habituellement, nous avons vu, dans les épidémies de typhus, cette affreuse maladie y apparaître aussitôt. Il suffisait, pour l'arrêter, d'enlever le nombre de lits excédans. Les dimensions des salles, des cellules, devront donc être l'objet d'une surveillance toute spéciale. Si la section est à cellules, celles-ci devront avoir 11 pieds de profondeur sur 9 de largeur et autant de hauteur.

La situation des fenêtres et des portes des cellules n'est point une chose indifférente. Trop hautes, les fenêtres donnent à la cellule l'aspect d'une prison. Nous avons signalé ce vice dans l'hôpital de Sant'-Orsola à Bologne. Cette élévation ne permet point la libre circulation de l'air, et a surtout le grand défaut d'empêcher de surveiller la conduite des malades. Pour être utiles, il faut qu'elles soient opposées aux portes, hautes, et placées à un pied ou deux de terre. Le courant d'air est alors établi, et lorsqu'on ouvre pendant le jour ces deux entrées, les miasmes émanant du malade, sont chassés. Les croisées hautes, à peu d'élévation du sol, et vis-à-vis la porte livrent un passage facile dans la loge de l'aliéné; si par hasard il se barricade et ne veut pas laisser parvenir jusqu'à lui, on fixe alors toute son attention de ce côté, et l'on pénètre par la porte, au moment où il s'y attend le moins, sans danger pour lui et pour les gens de service. Les rondes de nuit sont aussi plus faciles. Avons-nous besoin d'ajouter que ces croisées éclairant mieux, la vue est beaucoup plus gaie.

Le plancher des cellules ne saurait être indistinctement en bois ou en dalles. Le premier de ces matériaux est excellent pour les convalescens, les mélancoliques et en général pour tous les malades propres, parce qu'il est chaud; mais il ne saurait convenir aux furieux, aux malades qui ont la manie de briser, de détruire, aux *gâteux*, aux paralytiques et à tous ceux qui laissent aller leurs déjections sous eux. Pour ceux-ci il faut recourir aux dalles que l'on joint par un bon ciment ou par du bitume. Elles sont inclinées vers la porte, afin que les eaux coulent librement. Nous avons vu dans plusieurs établissemens, et entre autres dans celui de Miano près de Capo di Monte à Naples, la pavé des chambres en carreaux de faïence. Ce mode est assez bon. A Venise, le plancher inférieur des salles de l'hôpital civil est fait d'une espèce de mac-adamage, d'après un procédé, dont celui de M. l'ingénieur Polonceau, dans la construction du pont du Carrousel, peut donner une idée. Le plus détestable de tous les planchers, est le pavé en pierre. C'est celui des loges de l'hospice général à Rouen, vestiges honteux d'une geôle qui devrait totalement disparaître, aujourd'hui où cette ville riche, industrieuse et libérale, possède un si bel établissement d'aliénés. Le pavé en pierres ne tarde pas à être sali par les matières dont il est couvert; celles-ci s'infiltrent bientôt dans les moellons, le ciment se pénètre de ces déjections fétides, et il s'établit dans chaque loge un foyer d'infection qui gagne jusqu'aux vêtemens de ceux qui visitent ces tristes réceptacles des misères humaines.

Les lits seront en fer pour tous les malades tranquilles ; ceux des furieux doivent être en bois, lourds, épais et fixés au plancher par les quatre pieds. Les lits des *gâteux* paralytiques auront un fond concave doublé en plomb, percé au milieu d'un trou. La paille dont on garnit ces lits doit être changée tous les jours, et même toutes les fois qu'elle est salie par les matières de l'aliéné. Le lit sera disposé de telle sorte que les abords en soient libres, et qu'on puisse de suite s'en approcher en grand nombre, si la conduite du malade nécessite un déploiement de forces. On a conseillé de mettre des rideaux aux lits des malades qui ne sont pas maniaques ou paralytiques. Cette mesure ne nous paraît pas avoir d'inconvéniens pour les convalescens, et les monomaniaques qui n'ont pas de propension au suicide ; nous la croyons même bonne pour les femmes.

Les murailles et les plafonds seront blanchis. L'ameublement de chaque cellule consistera, outre le lit, avec ou sans rideaux, selon le genre de maladie, en un matelas, une paillasse, un traversin, une couverture de laine en hiver, de coton en été, une chaise, une table, une table de nuit, un pot, une cuvette et un verre. Ces ustensiles seront en étain ; en bois, ils finiraient par exhaler une mauvaise odeur.

Les sections à dortoirs auront 48 pieds de long, sur 12 de large et autant de haut. Les miasmes des individus réunis étant plus méphitiques que ceux d'un individu isolé, on aura soin que chaque aliéné en dortoir occupe un espace de 6 toises. Les lits, comme ceux des cellules, seront isolés des murailles, de sorte qu'on puisse facilement en approcher. Le plancher inférieur sera en bois. Celui du bâtiment neuf de Charenton est en bois de chêne peint et verni, ou pavé en briques peintes et vernies. Le plancher supérieur soutenu par des poutres, et recouvert par un plafond qui offre des reliefs et différens ornemens. Les lits sont en fer verni ; les tables, les chaises, les fauteuils, les buffets sont en bois de chêne verni ; les rideaux et les couvertures des lits, les rideaux des croisées sont en toile fine de coton blanc, les poèles sont bâtis et en faïence. Les chambres pour les domestiques se trouvent à l'extrémité des dortoirs, et n'en sont séparés que par une porte vitrée. Les croisées sont larges, hautes, à quatre vantaux, et s'ouvrent en haut comme en bas à deux battans.

Autour des bâtimens régnera à l'intérieur une galerie semblable à celle des anciennes cours claustrales. Elle sera soutenue par des colonnes en bois ou en pierre. Cette galerie qui servira en même temps de promenoir couvert aux aliénés, pendant la mauvaise saison ou durant les ardeurs du soleil, aura au moins 6 pieds de largeur. Sa hauteur sera combinée de manière que les quatre côtés qui la composent ne puissent nuire à la circulation de l'air et au jour à conserver aux cellules ou dortoirs. Des bancs en bois ou en pierre seront placés de distance en distance.

Le milieu du carré sera occupé par une cour sablée, plantée d'arbres et ornée de pelouses de gazon. Il ne faut pas croire que les aliénés se plaisent à détruire, comme on l'a prétendu. Le directeur de l'asile de Rouen nous a montré plusieurs cours où il était parvenu à planter des arbres, sans qu'ils eussent été arrachés. La cour du bâtiment neuf de Charenton représente un carré long. Trois galeries règnent devant tous les bâtimens. Les colonnes qui les supportent sont en pierre de taille; une quatrième galerie plus large que toutes les autres et fermée par une belle grille en fonte, domine les bords et les prairies de la Marne. Pendant la mauvaise saison, cette galerie est un lieu de promenade bien précieux. Cette cour est ombragée par des tilleuls qui entourent quatre préaux; jamais les arbres ni le gazon ne subissent de dégradation. A Bicêtre et à la Salpêtrière, où le grand nombre de malades peut facilement les faire perdre de vue, nous les avons vus s'opposer eux-mêmes à la plus légère dévastation. Il est rare qu'aucun de ces infortunés y arrache une fleur, mais dût-il en être autrement, il vaudrait encore mieux se résigner à des réparations répétées, que d'exposer les malades à l'ardeur brûlante du soleil, sans cesse réfléchi par le pavé, ou même par la terre sans verdure. Dans les cours des convalescens, des monomaniaques, des démens, des imbécilles, des idiots tranquilles, on peut établir des plates-bandes de fleurs. La fontaine ou tout autre moyen de donner de l'eau aux aliénés, sur le promenoir, doit être servie par la conduite d'embranchement qui en porte dans la laverie et dans la salle du réfectoire.

Enfin une galerie couverte, parallèle aux trois côtés sur lesquels s'ouvrent les portes régnera à l'extérieur du bâtiment. Cette galerie couverte pourra servir de promenoir; pendant les grands froids, elle sera chauffée par un calorifère qui jettera des bouches de chaleur dans les dortoirs ou les cellules.

Outre les visites qui seront faites par le directeur, le médecin adjoint, il y aura la nuit dans chaque section un veilleur, chargé de pourvoir aux besoins des malades, ou de réprimer les désordres. Ce veilleur est indispensable dans les salles de traitement. Les visites de nuit sont d'une haute importance, et nous les recommandons de temps en temps aux surveillans de la maison.

Diminuer, autant que possible, toutes les mesures qui peuvent rappeler la prison est un principe dont la justesse ne saurait être contestée. Aussi convient-il de ne pas effrayer les malades par le bruit des cadenas, des verroux, des serrures à tour et demi. Une même clef pour toutes les portes et fenêtres de la division, ouvrant et fermant avec facilité, est ce qu'il y a de meilleur en ce genre.

Nous venons de passer rapidement en revue la forme et la composition des sections, il ne nous reste maintenant pour terminer, ce qui est relatif à l'organisation du service des malades, qu'à dire quelques mots de trois bâtimens dont l'existence est indispensable dans un institut d'aliénés, nous voulons parler de l'infirmerie, de la salle des bains et de la section des furieux.

Les aliénés, comme les autres hommes, sont sujets à une foule de maladies, et s'ils ont le privilège, ce qui n'est pas prouvé, d'échapper aux épidémies, ils sont en revanche soumis à des maux qui sont le triste apanage de leur position. Ainsi l'on voit beaucoup de ces malades être atteints de lésions du cœur, de phthisie pulmonaire, et de congestions sanguines. Les diarrhées, la dysenterie, le scorbut, les affections cérébrales ne sont pas moins communes parmi eux. Toutes ces maladies, et beaucoup d'autres, nécessitent des soins continuels, une surveillance de tous les momens; elle serait impraticable, sinon très difficile, s'il fallait qu'on allât dans chaque section; elle devient, au contraire, très aisée dans la même salle et n'exige qu'un petit nombre de serviteurs. Dans la construction de l'infirmerie, il faudra suivre les règles qui sont adoptées pour les salles des hôpitaux. Beaucoup d'air, une grande propreté, de la sécheresse surtout, des espaces pour dix ou douze lits, si l'on veut éviter les inconvéniens qui résultent des grandes localités, de la stagnation de l'air et de l'encombrement.

La salle des bains, partie si importante d'un établissement d'aliénés, offre aujourd'hui peu de difficultés dans son exécution, si l'on se conforme aux plans adoptés pour Charenton, Saint-Yon, la Salpêtrière. Chaque quartier aura son département de bains. Ils seront exposés au midi. Les salles seront précédées d'un couloir assez large, qui les abritera du nord; ce couloir sera chauffé en hiver et formera une espèce d'antichambre commune à toutes les salles. Les baignoires, plus larges vers la tête que vers les pieds, seront en cuivre et étamées. Elles s'alimenteront par le fond et du côté des pieds. Elles se videront par le fond et vers la tête, il suffira pour faire jaillir l'eau froide et l'eau chaude de tourner deux vis; la même clef servira à toutes les baignoires. De cette manière l'aliéné ne pourra pas à son gré remplir son bain ou le vider.

La salle des douches ascendantes et descendantes contiendra quatre baignoires; dont deux en cuivre étamé, et les deux autres en bois de chêne. Les deux premières, indépendamment des moyens ordinaires pour les remplir d'eau, seront surmontées de deux autres robinets fixes, suspendus à quatre pieds de la tête du malade, et laissant tomber leurs eaux au degré de force commandé. Les deux baignoires en bois auront chacune un tuyau mobile partant de la voûte; à l'aide de ce long tuyau terminé par un robinet à tête, il sera facile d'administrer la douche au degré de force voulu, et de l'appliquer sur la partie du corps qui sera indiquée. Ces baignoires pourront être fermées par un couvercle en bois, fortement tenu et découpé un peu plus largement que le cou, pour ne pas blesser le malade, mais de manière aussi à lui tenir la tête sous la douche, lorsqu'il se refuse à la recevoir. Nous avons vu un jour un aliéné qui en s'agitant, disparut sous l'eau, on fut près d'une demi-minute à ôter le couvercle qui était fixé par des crochets. Les baignoires en bois serviront surtout pour les bains et les douches d'eau minérale factice. A côté de la salle des bains seront placés le fourneau et les échoir.

Nous avons montré qu'il était nécessaire d'avoir des cellules séparées pour les furieux et pour les malades agités. Elles seront construites sur le modèle des sections à cellules, dans un endroit isolé, afin que le repos des autres malades ne soit point troublé. Ces loges seront au nombre de douze à seize et bâties en moellons ou en pierres de taille; les lits seront scellés au plancher; les portes et les fenêtres à parois épaisses; le plancher inférieur en grandes dalles cimentées; la cour sablée. Des bouches de chaleur chaufferont les cellules.

M. Desportes propose de voûter ces cellules en briques, les dalles étant constamment froides et humides; il pense que des planches de chêne de deux pouces d'épaisseur, bien jointoyées, auraient une longue durée et se laveraient très bien. On pourrait encore ajouter à la conservation et à la salubrité, en ménageant des courans d'air par-dessous, au moyen d'un vide laissé entre ce plancher et la terre. Le plafond sera enduit de plâtre à solives recouvertes, afin que l'on puisse blanchir plus facilement.

Enfin autour de l'édifice régnera un mur de ronde qui s'opposera aux évasions des aliénés.

Les règles qui doivent présider à l'exposition, à la distribution, à la direction matérielle d'un hospice d'aliénés, viennent d'être exposées par nous, d'après le plan qui nous a paru le meilleur. Il nous reste maintenant à parler du personnel de l'administration, complément indispensable de cette partie de notre travail. Administrateurs, directeur, aumônier, surveillans, infirmiers, telles sont les personnes qui doivent faire partie de l'hospice. Il sera question du médecin dans un chapitre spécial.

Il est démontré par l'expérience que l'administration des asiles d'aliénés doit être sous la surveillance d'une autorité qui fasse exécuter tout ce qui concerne les réglemens de l'institut. Ces fonctions seront dévolues à une commission qui sera composée d'un ou de deux notables de l'endroit ayant déjà rempli des emplois administratifs, du médecin en chef et du directeur. Nous ne croyons pas qu'une semblable assemblée doive être exclusivement formée de médecins ; car il ne s'agit pas seulement de veiller à l'exécution des lois sanitaires, mais il faut encore s'occuper des dépenses et des recettes. La comptabilité, la science administrative ne s'apprennent pas en un jour, il est d'ailleurs utile que le zèle soit un peu modéré.

A cette occasion nous émettrons de nouveau le vœu qu'un médecin spécial ait la surveillance générale de tous les établissemens d'aliénés du pays. Ce fonctionnaire porterait le nom d'inspecteur-général. Il communiquerait avec le ministre, les commissions administratives et les directeurs des asiles d'aliénés. Nous ajouterons comme M. Guislain, qui partage entièrement notre opinion, que ce fonctionnaire doit être choisi parmi les médecins les plus versés dans l'étude des maladies mentales.

Si le médecin devait résider dans l'établissement nous nous bornerions à une simple énumération des autres fonctionnaires. Mais dans le système aujourd'hui adopté, le directeur étant seul obligé à résidence, et passant par conséquent sa vie au milieu des aliénés, il importe qu'il puisse, jusqu'à un certain point, remplacer le médecin. Ses premières qualités sont la justice et la fermeté, c'est par elles qu'il se fera craindre et respecter des insensés. Une taille imposante, une voix mâle, lui seront utiles dans les momens de tumulte et de rixe.

C'est un objet très important, dit Haslam, de gagner la confiance des insensés, et d'exciter en eux des sentimens de respect et d'obéissance, ce qui ne peut être que le fruit de la supériorité, du discernement, d'une éducation distinguée, et de la dignité dans le ton et les manières. Le surveillant d'un hospice d'aliénés qui a acquis de l'ascendant sur eux, dirige et règle leur conduite à son gré; il doit être doué d'un caractère ferme, et déployer dans l'occasion un appareil imposant de puissance ; il doit peu menacer, mais exécuter ; et s'il est désobéi, la punition doit suivre aussitôt. Lorsque l'aliéné est robuste et plein de force, le surveillant a besoin de se faire seconder par plusieurs hommes pour inspirer la crainte, et obtenir sans peine et sans danger une prompte obéissance (1). Nous ajouterons qu'il importe que le directeur soit impassible, car un instant de colère, causé par des provocations malignes et presque raisonnées, peut avoir des suites déplorables.

Sa place exige une surveillance continuelle. Il visitera les malades plusieurs fois dans la journée ; les nouveaux entrés seront surtout l'objet de ses soins ; il peut aussi donner d'excellens renseignemens au médecin. De temps en temps, il fera sa ronde de nuit, principalement pendant l'hiver et les froids. Les gardiens, les serviteurs, s'ils sont pris dans la classe des domestiques ordinaires, devront fixer son attention.

---

(1) Observations on insanity with practical remarks on the disease, by John Haslam. London, 1798.

Il aura soin qu'ils traitent les malades avec douceur, qu'ils exécutent les ordres du médecin, et qu'ils distribuent fidèlement aux aliénés les alimens et les boissons qui leur sont alloués. Les vivres sont pour les infirmiers un objet de trafic. Les malades eux-mêmes vendent leur portion pour avoir du vin, etc.

Lorsqu'un aliéné aura commis quelque faute grave, le directeur pourra ordonner une mesure coërcitive, mais il en informera le médecin à la visite. Il ne permettra l'entrée de l'hospice qu'aux hommes de l'art, ou aux membres des sociétés philantropiques; il ne recevra point les curieux sous un prétexte quelconque. Il sera chargé de la comptabilité et de tout le matériel de la maison; il rendra compte de sa gestion aux membres du conseil d'administration. Sa vie intérieure sera honorable. Il ne s'absentera point de l'établissement sans permission.

Il convient que le directeur d'un pareil établissement ait une existence assurée. Celui de l'asile de Saint-Yon a 4600 fr. de traitement par an, le logement, le bois et la lumière. Le directeur de Charenton a 6000 fr. d'appointemens, la table, le logement, le chauffage, la lumière et plusieurs autres avantages. La place de Charenton est convenablement rétribué; celle de Rouen ne l'est pas assez, car un directeur d'un hospice d'aliénés est sur une ligne tout-à-fait différente des autres fonctionnaires.

La *surveillante* doit être bonne, affectueuse, mais ferme. Il n'y a rien de pire dans un semblable institut qu'un caractère mou ou inégal. Elle sera chargée de la division des folles, de la lingerie, du blanchissage et de l'inspection des infirmières. Nous croyons l'influence de la surveillante très puissante. Plus d'une fois nous avons vu madame B..., dans la maison de santé de Montmartre, apaiser d'un geste, d'un regard, les maniaques les plus furieux. Mais ce que nous avons noté avec soin, c'est l'obéissance presque générale des hommes aux avis et aux conseils qu'elle leur donne avec tant de bonté.

Déjà, dans le cours de ce mémoire, en parlant des infirmiers, nous avons fait sentir notre préférence pour les ordres religieux. Quinze années passées dans les hôpitaux nous ont appris à bien apprécier ces corporations. L'exemple de l'asile de Saint-Yon est tout-à-fait en faveur de notre opinion. Depuis que les religieuses sont dans l'établissement, dit le directeur, nous n'avons eu qu'à nous louer de leur zèle et de leurs vertus. Nous sommes heureux de nous trouver d'accord sur ce point avec un homme qui, depuis longues années, n'a cessé de s'occuper de l'amélioration du sort des aliénés : quel que soit, dit M. l'administrateur Desportes, le nombre des servans placés près des aliénés, et le choix qu'il sera possible d'en faire, en les payant mieux, on n'aura point encore atteint le but, si ces serviteurs ont été déterminés à ces travaux par leurs propres besoins. Ce service demande des qualités particulières, qu'on ne doit pas chercher dans des personnes à gages. C'est à des sentimens bien plus élevés que l'intérêt ou le besoin qu'il faudrait s'adresser. Mais où peut-on espérer de trouver des hommes que des idées généreuses voueraient à ces pénibles fonctions? Ne cherchons pas à nous faire illusion; tant de vertus n'existeront jamais que dans ces associations dont la base est la religion et l'espoir des récompenses célestes. (Compte rendu du service des aliénés, 1822, 1823, 1824, p. 36.)

Si nos idées sur les corporations religieuses étaient adoptées, nous conseillerions de fonder un établissement pour les deux sexes dans lequel on enseignerait tout ce qu'il onvient de savoir pour soigner les aliénés. Des supérieurs intelligens dirigeraient cette éducation. Les malades auraient alors auprès d'eux des personnes qui comprendraient leur position, compâtiraient à leurs maux, et adouciraient autant que possible leur sort. A l'asile de Saint-Yon à Rouen, il y a dix-sept sœurs de voile et une supérieure, de l'ordre de Saint-Joseph de Cluny.

Mais si l'on est dans l'obligation de se servir des infirmiers civils, on choisira ceux qui sont obéissans, polis, humains et fermes. Des mœurs honnêtes sont une garantie pour le bien-être de l'aliéné. On évitera les difformités de figure et de corps, car les fous sont souvent railleurs, malicieux, méchans, et la patience n'est pas le partage des domestiques. Le nombre des infirmiers sera subordonné à l'état des malades. Un serviteur suffira pour dix aliénés tranquilles. Il en faudra un pour six malades en traitement, agités ou malpropres.

On aura soin que les infirmiers ne rendent point compte de l'état des malades devant eux, on leur recommandera de ne pas les faire lever trop tôt, ni coucher trop tard, de les surveiller, de ne pas les abandonner à eux-mêmes, de ne pas leur parler avec rudesse, ni de leur faire de menaces. Ils ne feront pas usage des moyens de répression sans des ordres exprès. Si un aliéné se conduisait mal, ils se réuniraient plusieurs ensemble pour lui en imposer par un appareil de force. Nous avons très souvent réussi à paralyser les transports d'un furieux, en lui enveloppant rapidement la tête avec une serviette que nous lui jetions par derrière.

Il y aurait un moyen d'améliorer beaucoup le personnel des infirmiers, ce serait de les rétribuer davantage, et de leur donner une retraite après vingt-cinq ou trente années d'exercice. Burrows, dans son ouvrage (*an Inquiry*, page 265), propose d'établir un fonds de caisse dans ces sortes d'hospices, sur lequel chaque serviteur recevrait une rétribution annuelle qui augmenterait avec les années de services, ou serait proportionnée aux blessures qui lui auraient été faites dans l'exercice de ses fonctions.

Direction hygiénique.

On aurait peu fait pour l'amélioration du sort des aliénés, si l'on se contentait de construire des établissemens au rez-de-chaussée, bien exposés et composés de sections différentes; il faut encore, ainsi que nous l'avons déjà fait remarquer, que les habitations soient larges et bien ventilées. La plupart des aliénés, en effet, exhalent une odeur fétide qui s'attache aux vêtemens, aux lits, aux meubles et aux murailles. Voici comme Milling s'exprime à ce sujet: *Peculiari modo organa olfactoria afficeri dicitur, et diù vestibus, lectis, ustensilibus inhærens præcipuè ex criptis cutis et papillis secerni videtur, atque a parietibus, quasi a spongiis insurgitur, posteàque iterùm exhalatur, ut ergo iste odor specificus diù remotis ægrotis ex illo loco, quo versati sunt, liceat percipi* (*Mentis alienationum semiologia somatica.* Bonn. 1828). Burrows regarde cette odeur des aliénés comme si caractéristique qu'il dit dans son ouvrage: «si je la découvrais dans un individu, je n'hésiterais pas à le déclarer insensé, quand bien même je n'aurais pas d'autre preuve de sa folie.» Tous ceux qui ont visité les maisons d'aliénés ou qui ont vécu avec les insensés connaissent cette odeur. On ne peut la neutraliser qu'à l'aide des émanations chlorurées, des fumigations guitoniennes, du lavage des lits, du blanchîment des murs, et surtout des courans d'air habilement ménagés.

Mais si les cellules des aliénés, si leurs dortoirs, leurs salles de réunion doivent être larges et bien ventilés, il importe aussi que ces différentes pièces soient chauffées pendant l'hiver. L'aliéné peut dans quelques cas supporter de grands degrés de froid, et l'on connaît l'histoire de la fameuse Théroigne de Méricourt, déesse de la Raison pendant la révolution, folle plus tard à la Salpêtrière (1). Chaque jour, en sortant de sa loge, elle se versait sur le corps, hiver comme été, plusieurs seaux d'eau, sans manifester d'autre sensation que celle du plaisir. Mais à côté de cet exemple et de quelques autres semblables, on en citerait un bien plus grand nombre qui ne laisseraient

(1) V. art. Folie du grand *dic. des Sciences Méd.* par M. Esquirol.

aucun doute sur la susceptibilité des fous à ressentir les influences atmosphériques. Avec quelle promptitude ne les voit-on pas se précipiter pendant l'hiver dans des chauffoirs. Combien d'ailleurs d'aliénés en apparence peu sensibles aux rigueurs des saisons, qui cependant éprouvent tous les effets du refroidissement comme diarrhées, coliques, catarrhes. En 1799, raconte Wagner (*Anmerkungen zu Pinel's eben angefuhrter schrift*), trois malades de l'établissement des fous à Vienne furent pris de tétanos à la suite d'un froid excessif. Haslam dit que les aliénés sont particulièrement sujets à des refroidissemens des extrémités, et il ajoute qu'il est de règle à l'hôpital de Bethlem à Londres de visiter matin et soir les pieds des malades qui sont en cellules, et de les envelopper de flanelle.

La nourriture des aliénés n'est pas une des parties les moins importantes de leur hygiène. Il faut avoir vécu avec eux pour savoir combien la diète leur est souvent préjudiciable. Il suffit de rappeler ici aux amis de l'ordre, dit le célèbre Pinel, quelques faits dont j'ai été témoin oculaire, et dont le souvenir ne peut être que douloureux pour l'homme le moins sensible. C'est en calculant sagement les besoins des aliénés que la ration journalière du pain de ceux de Bicêtre fut portée à un kilogramme sous l'Assemblée constituante, et j'avais vu pendant deux années les avantages de cette disposition salutaire. Je cessai d'être médecin de cet hospice; mais dans une de ces visites de bienveillance que je rendais de temps en temps aux aliénés, j'appris que la ration du pain avait été réduite à sept hectogrammes et demi, et je vis plusieurs des anciens convalescens retombés dans un état de fureur maniaque, en s'écriant qu'on les faisait mourir de faim. Les progrès de la disette furent encore bien plus marqués dans la suite, puisque la ration du pain fut successivement réduite à environ cinq, quatre, trois et même deux hectogrammes, en y ajoutant un léger supplément de biscuit, souvent très défectueux. L'effet fut tel qu'on devait l'attendre, et il a été constaté que pendant deux mois seulement, le nombre total des morts dans l'hospice des aliénés a été de vingt-neuf, tandis que celui de l'année 1793 en entier n'avait été que de vingt-sept. Résultat analogue, mais encore plus prompt et plus déplorable pour les aliénés de la Salpêtrière, puisque dans le cours d'un mois de l'année 1796, la mortalité fut de 56, par la fréquence extrême des flux de ventre colliquatifs et des dysenteries. Aurait-on à gémir sur ces évènemens funestes, si les ressources des hospices avaient été fixes et invariables ?

Aux faits cités par Pinel, nous pourrions ajouter ceux qui nous ont été communiqués par plusieurs médecins, sur les mauvais effets de l'alimentation insuffisante chez les aliénés, et particulièrement chez les convalescens. Il est d'observation que si on les tient à un régime aussi sévère que les autres, ils ne se rétablissent que très lentement, heureux même s'ils ne succombent pas. Chez les aliénés, en effet, il paraît certain qu'il se fait une grande déperdition du fluide ou de l'agent nerveux, et il n'est pas de praticien qui n'ait observé les bons effets des toniques et des cordiaux, chez les personnes nerveuses sujettes à des défaillances, des faiblesses, des demi-syncopes. Mais si les malades doivent être bien nourris quand la période aiguë de leur folie est passée, il faut aussi surveiller, sous ce rapport, les aliénés qui ont une disposition aux congestions ou qui ont un commencement de paralysie. Chez presque tous ces malades, il existe un appétit vorace, et, si on ne les observe pas, ils s'abandonnent à leur irrésistible besoin, et presque toujours on les voit succomber à des congestions sanguines épileptiformes.

L'alimentation mérite donc de fixer l'attention des médecins; mais il ne suffit pas que l'aliéné ait une nourriture abondante, il faut encore qu'elle lui soit convenablement distribuée. Avec la même quantité de pain, un préposé négligent et peu actif donnera lieu à des besoins non satisfaits, et un autre plus habile et plus zélé aura l'art de suffire à tout, et de se ménager même un surcroît de subsistance pour les cas imprévus d'une grande voracité de certains aliénés qui ont besoin d'une portion double ou triple. La distribution des alimens demande par conséquent une surveillance particulière, car si l'on donnait tous les vivres à-la-fois, ainsi que cela se pratiquait avant la révolution, à Bicêtre, l'insensé par imprévoyance ou par faim, engloutirait sa portion en peu d'instans, et tout le reste de la journée, il mourrait de faim. Les furieux et les imbécilles doivent surtout être l'objet de soins vigilans. Les premiers repoussent souvent la nourriture, et les seconds sont incapables de la prendre, il en est de même des paralytiques.

Trois repas formeront l'alimentation habituelle des aliénés. Le déjeuner, le dîner et le souper. Le premier aura lieu à sept heures en été, à huit en hiver. Le second à une heure, et le dernier à six heures. Cinq jours de la semaine, le dîner sera gras, les deux autres il sera maigre. Deux livres de pain ainsi distribuées, une demi-livre le matin, une livre le midi, une demi-livre le soir, suffiront à l'aliéné. Les jours gras, il aura une demi-livre de viande à son dîner ou bien du ragoût; aux autres repas, on lui donnera des fruits, du fromage ou des confitures. Nous n'avons pas besoin de dire qu'il y aura tous les jours de la soupe au dîner. Il serait à desirer que les malades qui ne sont pas agités pussent boire de l'eau rougie; il faut au moins donner un verre de vin pur aux individus faibles, âgés et à tous ceux chez lesquels il existe une dépression de forces.

La régularité dans les repas est d'une haute importance; elle est beaucoup plus facile à obtenir qu'on ne le pense. Nous avons observé les bons effets de cet ordre dans les maisons de santé de Sainte-Colombe et de Montmartre; les malades attendent avec plaisir le moment du repas, et souvent nous les avons vus se plaindre, si quelque circonstance fortuite avait obligé à retarder l'heure. Cette occupation est une diversion au désordre de leur esprit. On ne saurait se faire une idée du pouvoir que la régularité exerce sur les aliénés. Partout où elle est en vigueur, les malades sont soumis et obéissans, la fureur presque nulle, et les chances de guérison beaucoup plus nombreuses. L'observation de cette règle est subordonnée au caractère du directeur; s'il est ferme et juste, tout ira bien; s'il est mou, inégal, injuste, le désordre pénétrera partout.

Le régime ne peut être uniforme. Ainsi les furieux, les malades très agités auront une alimentation peu nourrissante. Une diète trop restaurante, déterminera chez les individus nerveux, dans le système circulatoire, une irritation funeste. Mais le régime devra être fortifiant, quand les forces déclineront et que la maladie devra son origine à une cause débilitante. Cette remarque est surtout applicable aux monomaniaques suicides. L'expérience apprend en effet qu'une nourriture forte et même succulente est de la plus grande utilité chez ces malades.

Dans la démence, l'imbécillité et l'idiotie, la nourriture sera substantielle, on insistera également sur un bon régime, quand la folie sera compliquée de scorbut ou de scrofules. Le scorbut exige surtout l'usage d'alimens nourrissans. Les convalescens, les aliénés tranquilles dîneront à une table commune qui sera sous l'inspection d'un des agens de la maison. Nous avons acquis par une expérience de plusieurs années la conviction que la présence du directeur à la table commune a la plus heureuse influence sur les aliénés, en les rendant calmes et tranquilles. Tout le monde a pu voir, dans une des meilleures maisons de santé de Paris, trente aliénés à la table du médecin se conduisant avec une telle mesure que ceux qui assistaient pour la première fois à leur repas, ne pouvaient croire qu'ils étaient au milieu d'une réunion d'aliénés. Nous avons aussi fait la remarque que les aliénés ainsi rassemblés, cessaient souvent de s'occuper de leur folie habituelle, pour s'entretenir de sujets ordinaires de conversation.

Voici sur le régime alimentaire des hospices de la Salpêtrière, de Bicêtre, de l'asile de Saint-Yon et de la maison de Charenton, quelques détails qui nous paraissent offrir un véritable intérêt, et qui d'ailleurs serviraient de base, si l'on se proposait de créer un établissement de ce genre.

SALPÊTRIÈRE.

Les aliénés valides reçoivent 72 décagrammes de pain et 12 centilitres de vin.

Jours gras. — A dîner.

1 soupe de 50 centilitres de bouillon.

13 décagrammes de viande cuite et désossée, provenant de 25 décagrammes de viande crue.

A souper.

1 décilitre de légumes secs, ou 18 décagrammes de légumes frais, cuits, ou 4 décagr. de riz.

4 décagrammes de fromage, ou 6 de pruneaux crus ou 5 de raisiné, ou l'équivalent en fruit, selon la saison.

Jours maigres. — A dîner.

1 soupe de 50 centilitres de bouillon.

2 décilitres de légumes secs, crus, ou 36 décagr. de légumes frais, cuits, ou 7 décagr. de riz.

A souper.

(Comme les jours gras).

BICÊTRE.

La quantité de pain accordée aux fous valides est de 84 décagr., celle du vin est de 12 centilitres. On donne un supplément à ceux qui sont très avancés en âge; la même disposition a lieu pour les folies.

Jours gras. — A dîner.

1 soupe de 50 centilitres de bouillon.

15 décagrammes de viande cuite et désossée, provenant de 25 décagrammes de viande crue.

A souper.

1 décilitre de légumes secs, crus, ou 18 décagr. de légumes frais, cuits, ou 4 décagr. de riz.

4 décagrammes de fromage, ou 6 décagr. de pruneaux crus, ou 5 de raisiné, ou l'équivalent en fruit, suivant la saison.

Jours maigres. — A dîner.

1 soupe de 50 centilitres de bouillon.

1 décilitre de légumes secs, crus, ou 36 décagrammes de légumes frais, cuits, ou 7 décagr. de riz.

A souper.

(Comme les jours gras).

A l'hôpital de San-Bonifazio à Florence, le pain est blanc et de bonne qualité. Les malades mangent à huit heures, à dix heures et à quatre heures. On leur donne par jour une livre et demie de pain, de l'eau rougie, du potage et de la viande.

Asile de Saint-Yon à Rouen.

Dans cet établissement, où il y a quatre classes de pensionnaires, le régime est ainsi distribué :

Pensionnaires à 450 fr.

Déjeuner à 9 heures. Fruits ou fromage, pain à discrétion.

Dîner à 1 heure. Soupe grasse 4 fois la semaine, bœuf ou ragoût. Les jours maigres, légumes, ou poisson salé ou œufs.

Souper à 6 heures. Le repas du matin : une fois la semaine charcuterie, confitures de pomme ou de poire.

Pour boisson, les malades ont du cidre.

Pensionnaires à 675 fr.

Déjeuner à 9 heures. Deux plats de fruits ou de fromage, ou bien du café au lait, ou du chocolat à volonté.

Dîner à 4 heures. Soupe, bœuf ou ragoût, un plat de légumes, 2 plats de dessert.

La boisson est la même que celle des pensionnaires de la classe précédente.

Pensionnaires à 1000 fr.

Déjeuner à 9 heures. Viande, côtelette ou bifteck, 2 plats de dessert; café au lait ou chocolat à volonté.

Dîner à 4 heures. Soupe, bœuf ou ragoût, rôti, salade 1 à 3 fois la semaine, 2 plats de dessert.

Pensionnaires à 1500 fr.

Déjeuner à 9 heures. Un plat de viande, trois plats de dessert (fruits, fromages, confitures).

Dîner à 4 heures. Soupe, bœuf, rôti, légumes, salades, 3 fois la semaine, 2 plats de dessert.

Ces deux classes ont une fois la semaine du poulet. On leur donne pour boisson du cidre ou du vin à volonté.

CHARENTON.

Les pensionnaires de la maison de Charenton se partagent en trois classes : ceux de la première paient 1300 fr.; ceux de la seconde, 720 ou 1000 fr.; le prix de la troisième classe n'est que de 300 fr.

A la table commune, présidée par le directeur, assistent tous les employés de la maison, les aliénés convalescens et encore malades appartenant à la première classe. Les militaires ou marins reçus au maximum des prix de journée, les aliénés de la deuxième classe; les marins et les militaires sous-officiers ont droit d'assister à cette table deux fois par semaine. Le médecin en chef désigne toujours les malades et les convalescens qui doivent manger à la table du directeur.

Tableau du régime.

Le déjeuner de la table commune est servi à 11 heures et le dîner à 6 heures.

Le déjeuner est distribué dans les corridors et dans les salles communes à sept heures du matin. Le dîner à 12 heures, le souper à 5 heures.

1re CLASSE. — *Régime gras.*

Pain pour la journée.	69 décagrammes (22 onces).
Vin pour la journée.	5 décilitr. (1/2 pinte 1/20).

On ne donne aux femmes que les deux tiers de la portion de vin accordée aux hommes.

Déjeuner pour les hommes.

Fromage.	4 décagrammes	(1 once 2 gros).

Ou l'équivalent quant au prix en beurre, en fruits frais ou secs.

Déjeuner pour les femmes.

Café au lait.	48 centil.	(1/2 pinte).

Dîner pour les hommes et les femmes.

Soupe et bouillon.	48 centil.	(1/2 pinte).
Bouilli.	13 décagr.	(4 onces 2 gros).
Première entrée en viande.	16 décagr.	(5 onces 1/2 gros).
Viande rôtie.	16 décagr.	(*id.*)

Ou l'équivalent quant au prix en poisson frais ou volaille.

Fromage pour dessert.	4 décagr.	(1 once 2 gros).

Ou l'équivalent en fruits de la saison ou en fruits secs.

Souper.

Viande rôtie.	16 décagr. (5 onces 1 gros 1/2).
Légumes secs.	2 décilitres (1/3 de litron).
Ou légumes frais.	36 décagr. (12 onces 6 gros).
Fromage.	4 décagr. (1 once 2 gros).

Ou l'équivalent en fruits de la saison ou en fruits secs.

Régime maigre.

Pain, vin, déjeuner, comme au régime gras.

Dîner.

Soupe, bouillon.	48 centil.
Poisson frais, morue.	25 décagr. (8 onces 1 gros 26 grains).
OEufs.	2
Légumes secs.	2 décilit. (1/3 de litron).
Ou légumes frais.	36 décagr. (12 onces 6 gros).
Fromage.	4 décagr. (1 once 2 gros).

Ou l'équivalent en fruits.

Souper.

Poisson frais. 26 décagr. (8 onces 1 gros).
Légumes secs. 2 décilit. (1/3 de litron)
Ou légumes frais, salade. 30 décagr. (8 onces 5 gros).
Fromage. 4 décagr. (1 once 2 gros).
Ou l'équivalent en fruits.

2° CLASSE. — *Régime gras.*

Pain pour la journée. 69 décagr. (23 onces).
Vin pour la journée. 5 décil. (1/2 pinte 1/10).
Les femmes n'ont que les deux tiers de la portion de vin.

Déjeuner des hommes.

Le tiers du pain et du vin qu'ils doivent avoir pour la journée.

Déjeuner des femmes.

Comme les hommes. On remplace généralement le vin du matin par du lait. 48 centil. (1/2 pinte).

Dîner.

Soupe, bouillon. 48 centil. (1/2 pinte).
Bouilli. 13 décagr. (4 onces 2 gros).
Ragoût de viande. 16 décagr. (5 onces 1 gr. 1/2).
Ou légumes frais. 36 décagr. (12 onces 6 gros).

Souper.

Viande rôtie. 13 décagr. (4 onces 2 gros)
Légumes secs. 2 décil. (1/3 de litron).
Ou légumes frais. 36 décagr. (12 onces 6 gros).
Dessert, le dimanche et le jeudi seulement.
Fromage. 5 décagr. (2 onces 29 gros).
Ou l'équivalent en fruits.

Régime maigre.

Pain, vin, déjeuner, comme au régime gras.

Dîner.

Soupe, bouillon. 48 centil. (1/2 pinte).
Harengs ou œufs. 2
Ou l'équivalent en poisson frais. »
Légumes secs. 2 décil. (1/3 de litron).

Souper.

Légumes secs. 2 décil. (1/3 de litron).
Ou légumes frais. 36 décagr. (12 onces 6 gros).
OEufs ou l'équivalent pour le prix. 1 1/2.

3e CLASSE. — *Régime gras.*

Pain pour la journée. 96 décagr. (32 onces).
Vin pour la journée. 5 décil. (1/2 pinte 1/10).
Les femmes n'ont que les 2/3 de pain. 72 décagr. (34 onces).

Déjeuner.

Le tiers du pain et du vin.
Le pain seulement pour les malades gratuits.
On remplace le vin des femmes par du lait. 48 centil. (1/2 pinte).

Dîner.

Soupe, bouillon. 48 centil. (1/2 pinte).
Bouilli. 13 décagr. (4 onces 2 gros).
Légumes frais. 25 décagr. (8 onc. 1 gr. 36 g.).

Souper.

Légumes secs. 2 décil. (1/3 de litron).
Ou légumes frais. 36 décagr. (12 onces 6 gros).
Ou salade. 25 décagr. (8 onc. 1 g. 26 g.)
Le dimanche et le jeudi.
Viande rôtie ou ragoût. 13 décag. (4 onces 2 gros).

Régime maigre.

Pain, vin, déjeuner, comme au régime gras.

Dîner.

Soupe, bouillon. 48 centil. (1/2 pinte).
Harengs salés. 1
Légumes secs. 2 décil. (1/3 de litron).

Souper.

Légumes secs. 2 décil. (1/3 de litron).
Fromage. 4 décagr. (1 once 2 gros).

Les malades indigens du canton et les aliénés reçus soit à titre gratuit, soit à titre de pension réduite, sont censés appartenir à la

3e classe, et jouissent du régime déterminé pour cette classe. Il en est de même des militaires et des marins reçus au minimum des prix de journée. Ceux d'entre eux reçus au maximum jouissent du régime de la seconde classe.

Le médecin, pendant la visite, a le droit de modifier le régime et de substituer un aliment à un autre, le régime gras au régime maigre, et réciproquement; mais alors ces prescriptions de régime doivent être écrites tous les jours sur les feuilles de visite.

Outre le régime alimentaire déterminé pour chaque classe de malades, conformément à l'art. 85 du réglement, il y a deux tables communes dans la maison, l'une pour les employés et les aliénés de l'un et l'autre sexe qui sont jugés par le médecin en chef capables d'y assister, l'autre pour tous les gens de service attachés à l'établissement. Le régime de ces deux tables est composé de la manière suivante :

Première table commune en gras.

Pain pour la journée. 69 décagr. (23 onces).

Déjeuner pour les hommes.

Vin. 20 centil. (1/2 pinte).
Fromage. 4 décagr. (2 onces 2 gros).

Déjeuner pour les femmes.

Café au lait léger. 48 centil. (1/4 pinte).

Dîner.

Soupe, bouillon. 48 centil. (1/2 pinte).
Vin. 5 décil. (1/2 pinte 1/10).
Bouilli. 15 décagr. (4 onc. 7 g. 16 gr.).
Entrée en viande. 16 décagr. (5 onc. 1 g. 36 gr.).
Rôti en viande de boucherie, ou volaille. 13 décagr. (4 onces 2 gros).
Légumes frais pour entremets. 36 décagr. (12 onces 6 gros).

Ou l'équivalent en pâtisserie ou en crême.

Fromage pour dessert. 4 décagr. (1 once 2 gros).

Et de plus l'équivalent en fruits secs et frais.

Souper.

Légumes frais.	36 décagr. (12 onces 6 gros).
Ou légumes secs.	2 décil. (1/3 de litron).
Ou œufs.	2.
Ou riz au lait.	36 décil. (3/8 pinte).
Vin.	25 centil. (1/4 pinte 1/15).
Et de plus, deux fois la semaine,	
Rôti en viande de boucherie.	15 décagr. (4 onc. 7 gr. 16 gr.).
De plus, dessert comme au dîner.	

Régime maigre.

Pain, vin, déjeuner comme au régime gras.

Dîner.

Soupe, bouillon.	48 centil. (1/2 pinte).
Poisson salé ou frais.	25 décagr. (8 onc. 1 g. 26 gr.).
Légumes secs.	2 décil. (1/3 de litron).
Ou légumes frais.	36 décagr. (12 onces 6 gros).
OEufs.	2.
Dessert comme au régime gras.	

Souper.

Légumes frais.	36 décagr. (12 onc. 6 gros).
Ou légumes secs.	2 décil. (1/3 de litron).
Ou œufs.	2.
Ou riz au lait.	48 centil. (1/2 pinte).
De plus, dessert comme au dîner.	

2e *table commune en gras.*

Pain pour la journée.	1 kilogr. (2 livres fortes).
Vin pour la journée.	5 décil. (1/2 pinte 1/10).

Dîner.

Soupe, bouillon.	48 centil. (1/2 pinte).
Bouilli.	25 décagr. (4 onc. 7 g. 16 gr.).
Légumes frais.	36 décagr. (12 onces 6 gros).
Ou légumes secs.	2 décil. (1/3 de litron).

Souper.

Légumes secs.	2 décil. (1/3 de citron).
Viande rôtie ou un ragoût.	8 décagr. (2 onc. 4 g. 46 g.).

Régime maigre. — Dîner.

Soupe, bouillon.	48 centil. (1/2 pinte).
Harengs salés.	2.
Légumes secs.	2 décil. (1/3 de litron).
Ou légumes frais.	36 décagr. (12 onc. 6 gros).

Souper.

OEufs.	2.
Légumes frais.	26 décagr. (12 onces 6 gros).
Ou légumes secs.	3 décil. (1/3 de litron).
Ou salades. (1)	25 décagr. (8 onc. 2 gr. 6 gr.).

En terminant ici ce que nous avions à dire sur le régime alimentaire de ces établissemens, il ne sera peut-être point sans intérêt de jeter un coup-d'œil sur le prix de journée de plusieurs d'entre eux ; mais avant faisons observer que quelles soient d'ailleurs les dispositions générales, elles ont besoin d'être modifiées dans l'exécution, parce qu'il est des individus d'une voracité telle que les portions ordinaires ne paraissent pas assouvir leur faim.

DÉPENSES.

BICÊTRE.

Dépenses.	Pensions.	Déduction du prix des pensions.	Prix de la journée.
1,000,276 f. 43 c.	9,893 f. 21 c.	991,383 f. 22 c.	98,44

SALPÊTRIÈRE.

1,415,269 f. 60 c.	20,541 f. 64 c.	1,394,727 f. 96 c.	79,50

La dépense moyenne de chaque lit sera donc de 354 fr. 26 c.

---

(1) Histoire de la maison de Charenton, par M. Esquirol.

Voici les élémens de cette dépense de chaque journée.

	Bicêtre.	Salpêtrière.
Bâtimens.	04,56	02,35
Administration, gages, appointemens, salaires, frais de bureau.	06,13	05,01
Nourriture.	64,68	56,02
Traitemens.	01,02	01,01
Chauffage et éclairage.	03,99	03,05
Mobilier (entretien).	11,86	06,58
Dépenses communes à tous les chapitres.	06,22	05,48
Dépenses particulières à quelques établissemens.	00,98	01,17
	99,44	80,66

Cette évaluation est un peu plus élevée que celle du chiffre précédent; mais il ne faut pas perdre de vue que la première évaluation est un peu au-dessous de la dépense réelle des aliénés.

A Saint-Yon, le prix de la journée des pensionnaires,

	à 1500 fr.	est estimé par an	à 2,70	ou à 988f.20 c.
celui des pensionn.	à 1000 fr.	est estimé	à 2,20	ou à 805 20
id.	à 675 fr.		à 1,60	ou à 585 60
id.	à 450 fr.		à 1,09	ou à 399 00

Nous aurions voulu joindre ici les prix de journées des établissemens d'aliénés en Italie, mais la comptabilité n'étant point tenue dans ce pays avec le même soin qu'en France, nous nous bornerons à indiquer les prix de pension de quelques maisons.

Au Reggio Manicomio de Turin, il y a quatre classes de pensionnaires à 350, 450, 600 et 800 fr. Les pensionnaires des deux premières classes diffèrent peu des indigens, pour lesquels le gouvernement accorde une subvention de 200 fr. Ils sont dans des chambres communes, seulement on les nourrit un peu mieux. Ceux des deux autres classes habitent des cellules séparées, il n'y a de distinction que pour la nourriture.

A Milan les pensionnaires des maisons de santé de la Senavretta et de la porte de Verceil forment trois classes : dans la première sont compris ceux qui paient trois florins par jour ; dans la seconde, ceux qui donnent deux florins ; dans la dernière, ceux qui ne peuvent payer qu'un florin. Les pensionnaires des deux premières classes ont chacun une chambre séparée ; il n'y a de différence que pour le domestique spécialement attaché à chaque pensionnaire qui paie trois florins. Les malades de la dernière série couchent deux dans une même chambre, ont une nourriture moins abondante et le domestique commun.

Dans l'établissement de Saint-Lazare près de Reggio de Modène, la pension pour les pauvres est de vingt-cinq sous par jour ; pour les riches des états de Modène, de trente-cinq sous ; et pour les Italiens des autres états de quarante-cinq sous. La maison se charge à ce prix de la nourriture et de l'habillement des pauvres, de la nourriture des riches, du traitement physique et moral et des petites dépenses.

A Bologne, dans l'hôpital Sant'Orsola, l'entretien des aliénés est à la charge des communes ; elles paient dix-huit bajocches par jour pour chaque malade, ce qui fait un peu plus de 20 sous de notre monnaie.

La plupart des aliénés sont sensibles aux influences atmosphériques ; les maladies auxquelles ils succombent, quand on ne les préserve point des injures de l'air, mettent cette vérité hors de doute. Il en résulte la nécessité de les vêtir d'une manière différente suivant les saisons. A Florence, les malades ont un costume uniforme qui varie selon les époques. En hiver ils portent une blouse, un pantalon ou une jupe en laine ; en été leurs vêtemens sont en toile. A Rouen dans l'asile de Saint-Yon, les malades de la dernière classe ont en été une veste, un gilet, un pantalon de coutil bleu ; en hiver, on leur donne la même quantité de vêtemens en laine gris de fer. De plus, ils reçoivent toutes les semaines une chemise, une cravate, un mouchoir de poche, des bas. Au lieu de cravate, les femmes ont un fichu.

Nous avons dit que les malades devraient être vêtus chaudement dans l'hiver, jusqu'aux approches des chaleurs ; nous ajouterons qu'il faudra de même en automne se hâter de leur faire mettre des vêtemens d'hiver. La flanelle de santé convient à tous ceux qui ont la poitrine délicate, aux malades sujets aux dérangemens du ventre, et aux femmes qui ont des flueurs blanches. Nous insistons sur ce point parce que l'expérience nous a convaincu par des chiffres nombreux et que nous ferons connaître en temps et lieu, que cette infirmité guérissait très bien par l'usage prolongé du caleçon.

On aura soin de faire porter au malade des chaussures chaudes ; le froid des pieds lui est toujours nuisible, et donne souvent lieu à des accidens graves.

L'uniformité du costume nous paraît offrir tous les inconvéniens d'une livrée. Cette vue doit être pénible pour les malades qui ont eu une certaine position dans le monde. Si d'ailleurs le costume des hôpitaux, ainsi que nous avons pu le voir, cause des impressions fâcheuses à beaucoup de malades, surtout aux femmes qui cherchent à le dissimuler par tous les moyens possibles, à plus forte raison doit-il exercer une impression désagréable sur des êtres dont la raison est ou a été troublée. Nous croyons qu'il n'en coûterait pas plus pour conserver aux malades les habillemens qu'ils avaient dans le monde, ou du moins pour leur en donner de variés.

Il y a cependant quelques exceptions à cette règle; les furieux, les malpropres ont besoin d'un vêtement particulier; il ne conviendrait point que les ecclésiastiques ou les religieuses portassent un costume qui leur rappellerait sans cesse leur mal.

Il est un point sur lequel on ne saurait assez insister, nous voulons parler de la propreté. Le linge des aliénés doit être changé dès qu'il est sale, il en est de même de leurs vêtemens. Les dortoirs, les cellules, les lits, les vases de nuit réclament toute la surveillance des agens; la santé des malades est liée à cette condition.

Ce n'est pas un problème à résoudre, écrivait jadis un homme célèbre, c'est le résultat le plus constant et le plus unanime de l'expérience, que dans tous les asiles publics, comme les prisons et les hospices, le plus sûr et peut-être l'unique garant du maintien de la santé, des bonnes mœurs et de l'ordre est la loi d'un travail mécanique rigoureusement exécuté. Cette vérité est surtout applicable aux aliénés; et très peu d'entre eux doivent être éloignés de toute occupation active; un travail constant change la chaîne vicieuse de leurs idées, fixe les facultés de l'entendement en leur donnant de l'exercice, entretient seul l'ordre dans un rassemblement quelconque d'aliénés et dispense d'une foule de règles minutieuses et souvent vaines pour maintenir la police intérieure.

La paresse, l'indolence et l'oisiveté, vices si naturels aux enfans, dit La Bruyère, disparaissent dans leurs jeux, où ils sont vifs, appliqués, exacts, amoureux des règles et de la symétrie. N'en est-il pas de même des aliénés en convalescence, lorsque dans les langueurs d'une vie inactive on offre un aliment à leur penchant naturel pour le mouvement du corps et l'exercice? Aussi nul principe sur lequel la médecine ancienne et moderne soient d'un accord plus unanime. Un mouvement récréatif ou un travail pénible arrête les divagations insensées des fous, prévient les congestions vers la tête, rend la circulation plus uniforme et prépare à un sommeil tranquille.

Ce précepte dont nous sommes les premiers à proclamer l'excellence, est cependant peu généralement suivi en France. Aussi les étrangers tout en admirant nos beaux établissemens, les améliorations nombreuses introduites dans le traitement des aliénés, la douceur avec laquelle ils sont généralement traités, nous accusent-ils de ne pas les occuper suffisamment. On ne saurait contester qu'il y ait quelque chose de vrai dans ce reproche. Nous n'avons point oublié l'impression favorable que produisit sur nous la vue du bel établissement de Sonnenstein à Pirna, près Dresde, lorsque nous le visitâmes au mois d'août 1831. La plupart des aliénés travaillaient dans un vaste jardin potager; les uns bêchaient, les autres arrachaient des herbes, ceux-ci traînaient des brouettes, ceux-là arrosaient. Aucun ne paraissait contraint à se livrer à ces occupations. Dans l'intérieur de la maison, le nombre des aliénés employés était assez considérable. Ils nettoyaient, portaient le pain et s'occupaient plus ou moins. On nous en fit remarquer surtout un qui travaillait, dans la cour, à fendre du bois. Il était fort tranquille, sa figure respirait la bonté, il exécutait ponctuellement les ordres qu'on lui donnait; mais à cet état de calme succédait au bout de quelques mois cette variété de la folie qu'on a appelée monomanie homicide. Lorsque les accès devaient le prendre, leur approche était annoncée par de l'insomnie, de la loquacité; bientôt son idée fixe le dominait, le subjuguait, et il était irrésistiblement poussé à s'emparer d'un couteau pour blesser et faire couler le sang. Plusieurs cas semblables ont été observés dans la maison.

Notre honorable ami, le docteur Marcincowski de Posen, connu par son noble dévoûment dans la dernière lutte de la Pologne, nous a dit qu'il était si persuadé de l'avantage du travail pour les aliénés, qu'il les faisait travailler même d'une manière automatique, secondé dans ses vues par les sœurs de son hôpital; il s'est très bien trouvé de la persévérance qu'il a mise dans ce moyen par lequel il supplée à l'insuffisance du lieu. Ce médecin nous a raconté un fait qui prouve bien l'influence heureuse du travail sur la folie. Un jeune Polonais, dont l'aliénation mentale avait résisté à tous les moyens curatifs, aux voyages les plus variés, végétait depuis quelques années livré à lui-même. Sa mère, que l'espérance n'avait jamais abandonnée, voyant les secours de la médecine inutiles, conçut avec toute la ténacité et l'ardeur du cœur maternel, le projet de trouver une occupation au long désœuvrement de son fils. Malgré l'antipathie que le malade avait conçue contre elle, symptôme malheureusement si commun dans la folie, elle tente tour-à-tour vingt moyens différens, sans pouvoir tirer le malade chéri de son état de torpeur et d'engourdissement. A la fin, elle croit s'apercevoir que le tour l'intéresse un peu plus que toutes les occupations qu'elle avait essayées jusqu'alors. Elle se met avec ardeur au travail; ce spectacle aiguillonne le malade; il veut aider sa mère dans son ouvrage. Vous vous fatiguez, lui dit-il, laissez-moi vous seconder, faire le plus difficile. Il montre d'abord de l'hésitation et de la répugnance, peu-à-peu il devient assidu, bientôt il témoigne le plaisir réel que lui cause cette utile diversion, et l'amélioration la plus grande ne tarde pas à se manifester dans ses facultés intellectuelles. Nous avons choisi cet exemple, parce que le malade est bien connu, qu'il a été soigné pendant long-temps par les plus illustres médecins de Paris et que sa guérison peut faire autorité.

Une dame de notre connaissance, en proie à une mélancolie profonde, avait essayé inutilement une foule de remèdes; M. Magendie lui conseille l'exercice du cheval; peu familiarisée avec l'équitation, elle éprouva d'abord un brisement et des accidens qui dirigèrent son attention vers un mal positif. Guérie, elle continua de monter à cheval, parce que l'exercice lui plaisait; en peu de temps tous les symptômes de l'hypocondrie avaient disparu.

L'utilité du travail ne saurait être mise en doute, mais il faut avouer que l'exécution de cette idée n'est pas aussi facile qu'on se l'imagine. Les Allemands, les Suisses, les Américains même se prêtent beaucoup plus facilement que les Français à la discipline et aux réglemens. Ceux-ci sont toujours prêts à se révolter; ils ne peuvent supporter les réprimandes, heureux quand ils tolèrent les avis. Nous savons qu'on rejette le blâme sur les directeurs des établissemens publics, mais nous avons assez vu par nous-même pour rester convaincu que le travail ne se laisse pas facilement imposer aux hommes. Ce moyen est d'une application bien moins facile encore chez les gens riches, ou chez ceux qui ont brillé dans le monde par leur esprit, leurs talens, leurs places, il est presque impossible de les faire travailler.

Nous venons de signaler les obstacles qui peuvent s'opposer à ce que les aliénés se livrent à des occupations, mais nous devons nous hâter d'ajouter qu'ils sont loin d'être insurmontables, et qu'on rencontre à chaque instant des individus qui consentent volontiers à utiliser leur temps. Nous pensons qu'on arriverait facilement à ce résultat, en attachant une récompense ou un léger salaire au travail des aliénés. Ces deux moyens serviraient d'encouragement à ceux qui travaillent et stimuleraient les paresseux.

Le besoin du travail, d'un exercice quelconque, étant reconnu, voici comme nous classerions les aliénés qui seraient soumis à notre direction, en prenant toutefois en considération l'habitude et l'aptitude du malade vers les exercices du corps, son industrie et ses goûts. Ceux dont l'intelligence ne serait lésée que sur un petit nombre d'objets, seraient employés à tous les travaux qui demandent encore quelques légères combinaisons. Dans un grand établissement, il faut de toute nécessité avoir des ateliers de serrurerie, de menuiserie et de maçonnerie. Ceux qui auraient quelque aptitude pour ces professions et surtout pour les deux premières y trouveraient une diversion utile et un exercice salutaire; mais, dans le choix de ces malades, il faudrait éviter les aliénés malicieux, méchans, ceux qui auraient une tendance au suicide et à la monomanie homicide.

La création d'une petite ferme, d'un moulin, d'une brasserie, permettrait d'employer aux besoins de ces divers établissemens un nombre d'aliénés plus considérable, parce que ces occupations n'exigeant plus de combinaisons d'idées, beaucoup d'imbécilles et d'idiots pourraient être utilisés. A la ferme de la santé près Bicêtre, les aliénés convalescens ont exécuté cette année des mouvemens de terre considérables; ils se sont livrés avec plaisir à la culture, et ils ont mis en pleine activité une blanchisserie de toile à Bicêtre même; plus de cent cinquante aliénés sont occupés à des ouvrages de terrasse, de maçonnerie, de culture, de badigeonnage, de menuiserie, de serrurerie et même de charpente.

Si la distribution de la maison s'opposait à ce que ces bâtimens fussent élevés, de vastes jardins potagers pourraient en tenir lieu. Nous avons parlé de ce qui se fait dans ce genre à Sonnenstein, tous les étrangers qui ont visité ce bel établissement en ont été frappés comme nous. L'intérieur de la maison offre encore des moyens multipliés d'occupation. Le balayage des corridors, l'entretien des cours, la distribution des vivres emploieront un certain nombre d'aliénés.

On s'est servi dans plusieurs établissemens des malades revenus à la raison en qualité d'infirmiers. On avait pensé qu'ils apprécieraient mieux la position de ceux qu'ils étaient appelés à soigner ; mais on n'a pas tardé à s'apercevoir qu'ils étaient, en général, d'un caractère inégal, brusque, sujets à des rechutes, qu'ils étaient encore moins indulgens que les autres pour les fautes des aliénés. Aussi la plupart des médecins psychiatriques croient-ils aujourd'hui qu'il vaut mieux recourir aux infirmiers ordinaires.

En hiver, les travaux extérieurs manquent presque tous, il faut alors les remplacer par d'autres occupations sédentaires. Pourquoi ne chercherait-on pas à diriger l'attention des aliénés vers ces industries si familières aux prisonniers ? Ne pourraient-ils pas tresser des chapeaux de paille, des nattes, des filets, faire de petits ouvrages au tour. La filature et la tisseranderie sont au nombre des travaux les plus convenables aux fous, parce qu'ils exigent de l'attention, de la patience, et peuvent être exécutés, sans le secours d'aucun instrument dangereux. Nous pensons qu'il conviendrait surtout dans ce cas d'avoir des infirmiers instruits dans une profession, ou dans un métier quelconque, qui serviraient de guides aux aliénés. Le but des travaux serait loin d'être aussi avantageux, si les maîtres des ouvrages n'étaient pas des garde-malades.

Pour suppléer, autant que possible, à l'absence des travaux, pendant la saison des froids, il faudrait faire faire aux aliénés des promenades, sous la surveillance d'infirmiers instruits. Cette pratique, adoptée à Charenton, à Bicêtre, à Sonnenstein et dans la maison du docteur Blanche à Montmartre, produit de très bons effets. Nous avons vu des divisions de quinze à vingt malades se promener, tous contens. Les promenades extérieures ne conviennent pas seulement aux malades qui ne peuvent plus travailler, à cause de la rigueur de la saison ; mais elles sont encore indispensables dans tous les temps, à ceux qui ne veulent point s'occuper, quels que soient les moyens que l'on mette en usage. Ces exercices n'ont pas seulement l'avantage d'apporter quelques distractions aux aliénés, mais par la fatigue qu'ils déterminent, ils les disposent au sommeil, souvent si difficile à obtenir chez eux. Nous avons vu plus d'une fois des aliénés, qu'aucun moyen thérapeutique n'avait pu faire dormir, recouvrer le sommeil, après plusieurs jours de promenade.

Les femmes sont généralement plus disciplinables que les hommes, aussi exécutent-elles beaucoup mieux les tâches qui leur sont imposées. Les travaux de la couture, de la lingerie, du blanchissage, sont pour elles une ressource précieuse. Elles y joindront le filage du lin, le tricot. Mais, nous le répétons, il faut rémunérer l'activité par une récompense quelconque, par un léger salaire, une plus grande liberté, de plus beaux habits. La plupart des aliénés aiment le tabac. On fera tourner ce besoin au profit du travail.

Il est des aliénés qui, par leur position dans le monde, ou par la direction inflexible de leurs idées, ne sauraient être astreints à aucun genre de travail manuel. Il faut alors créer d'autres occupations : on aura pour eux un jeu de paume, un billard, des jeux de dames, d'échecs, une bibliothèque composée de livres choisis. Ilé pourront encore s'occuper au dessin, à l'écriture, à la musique et à différens exercices gymnastiques.

Loug-tempsavantque M. Esquirol fût nommé médecin en chefde Charenton, on eut l'idée de faire représenter des pièces de théâtre aux aliénés de cet établissement. Tous les essais furent malheureux, et dès que les médecins-observateur purent en constater les effets, il fallut se hâter d'abandonner ce moyen. N'était-ce pas le comble de la déraison d'offrir aux victimes des passions le tableau de ces mêmes passions?

Quels que soient les moyens mis en usage, il y aura toujours des aliénés qui seront sourds à la voix de la douceur, aux avis, aux menaces même. Turbulens, agités, furieux, on les verra venir se jeter à travers tout, effrayer leurs commensaux, et porter dans l'institut l'agitation et le désordre. Dans l'intérêt général, il faut que ces malades soient soustraits à la vue des autres; qu'ils soient même punis quand ils ont commis des fautes; car il est d'observation que souvent l'aliéné dans son délire, a la conscience du mal qu'il a fait.

A l'hospice du Couvent de Force, à quatre lieues de Bordeaux, chaque classe d'aliénés a un réfectoire commun, et la plus grande punition qu'on puisse infliger à un de ces malades, c'est de le priver de manger à son réfectoire. Cet exemple et notre propre expérience nous ont persuadé, qu'avant d'en venir aux mesures coërcitives, il fallait recourir à des moyens plus doux. Ainsi, l'on commencera par adresser à l'aliéné qui s'est rendu coupable de quelque infraction, des remontrances motivées; on passera ensuite aux menaces, s'il est nécessaire; mais il ne faudra pas oublier qu'on n'en doit jamais faire qui ne pourraient être mises à exécution, et qu'il importe de les appuyer toujours par l'appareil d'une force imposante.

Le changement dans les repas, partant sur la quantité ou la qualité des mets, la privation d'un repas, le changement de demeure doivent aussi être essayés avant toute autre punition. On doit également ranger parmi ces mesures d'avertissement, le changement des occupations, et la privation des plaisirs ou des choses agréables à l'aliéné.

Ces principes établis, passons en revue les moyens qu'il sera le plus convenable d'employer. Nous ne parlerons point de ces anneaux en fer, scellés dans la muraille qui servent, à Rome, à fixer les malades turbulens et les furieux. Attachés par le cou et le pied, les aliénés sont contraints à rester debout. On sent assez qu'une pareille position doit être un supplice insupportable. Il est de même des armoires et des lits verticaux de Naples. La réclusion dans la cellule, la camisole et le fauteuil de force, les genouillères et les douches, telles sont les seules punitions dont on fait usage aujourd'hui, lorsque l'aliéné est incoercible. Peut-être conviendrait-il, comme à Charenton, d'avoir de larges blouses pour les furieux, pour ceux qui errent nus ou qui déchirent tous leurs vêtemens.

La réclusion dans la cellule est la peine la plus simple et peut-être la plus généralement efficace. Elle peut être modifiée de diverses manières : ou l'on enferme le malade dans une cellule ordinaire, ou bien on le prive de la lumière du jour, ainsi que nous l'avons indiqué en parlant des chambres obscures. Ce moyen est souvent excellent dans la folie furieuse.

Mais si l'aliéné fait des tentatives de suicide, s'il brise, s'il frappe, la réclusion serait insuffisante, il faut se servir de la camisole de force. Celle-ci est faite de coutil ou d'une très forte toile double qui se ferme sur le dos par des rubans ou des boucles. Les deux manches, plus longues que celles d'un habit ordinaire, se croisent au-dessus des hanches et se lient sur le dos. Nous avons été surpris d'apprendre que Haslam ait blâmé l'emploi de la camisole ; il y a dix ans que nous la voyons employée dans tous les établissemens de Paris et nous n'avons jamais pu lui reconnaître aucun des inconvéniens signalés par ce praticien distingué. Nous avons remarqué à Sonnenstein une disposition qui nous a paru ingénieuse. Les malades revêtus de la camisole, sont couverts d'un manteau et leur amour-propre se trouve ménagé vis-à-vis des autres malades. Ce moyen recommandé par M. Esquirol et employé habituellement dans la maison d'Ivry, a eu souvent la plus heureuse influence sur le moral des aliénés. Les médecins qui ont vécu avec les aliénés comprendront très bien cet effet, parce qu'ils savent que tous les actes de l'intelligence sont loin d'être troublés.

Le fauteuil de force, critiqué par les uns, loué par les autres, nous paraît très utile pour contenir les fous méchans, dangereux, ou qui veulent se tuer, mais nous croyons qu'il ne doit être employé que pour un temps infiniment court. Ce fauteuil, en bois de chêne, rembourré en crin, doublé de cuir, percé d'un trou pour les déjections, à dos brisé, plus élevé que la tête du malade quand il est assis, est garni de supports pour les avant-bras et les pieds.

Lorsqu'on est obligé de tenir l'aliéné furieux, turbulent ou suicide, dans son lit, on le fixe à l'aide de la camisole, de genouillères en coutil, et l'on passe par-dessus son corps, de fortes sangles qui vont s'attacher aux montans latéraux du lit.

Enfin, il peut arriver que l'aliéné soit atteint de la monomanie suicide au plus haut degré. Ce cas, un des plus graves qui se présente au médecin, exige toutes les ressources, surtout si l'aliéné veut se laisser mourir de faim. Après avoir tenté, sans aucun succès, tous les moyens usités en pareil cas, les douches comprises, on doit cependant chercher à faire manger l'insensé, car on est parvenu plusieurs fois à lui rendre la vie et la raison en lui faisant prendre des alimens.

Le plus ordinairement, quand un aliéné refuse obstinément sa nourriture, on le renverse sur le dos, puis on lui pince les ailes du nez, la bouche s'ouvre et l'on y verse un aliment liquide, au moyen d'un biberon. Dans trois cas nous avons employé avec succès la sonde œsophagienne introduite par les fosses nasales, dans laquelle nous injections un liquide nourrissant à l'aide d'une seringue.

Si les aliénés ont résisté aux douches, à l'ouverture forcée de la bouche, à l'introduction de la sonde œsophagienne, on pourra recourir à la machine rotatoire. Le docteur Bruni, à Florence, en a retiré de bons effets dans ce cas. Les nausées, les vomissemens, la demi-perte de connaissance, le choc épigastrique, occasionnent à ces malades une si grande frayeur, qu'il est rare qu'à la vue de cette machine, ils refusent les alimens qu'on leur présente. L'obstination des suicides est quelquefois si opiniâtre et leur mort si certaine, qu'on ne doit pas être arrêté, parce que la machine rotatoire a quelquefois déterminé des congestions cérébrales. Jamais l'aphorisme *meliùs remedium anceps quam nullum*, ne fut d'une application plus vraie.

On pourra consulter sur point l'excellent traité sur l'aliénation mentale et sur les hospices des aliénés par Joseph Guislain, médecin à Gand, imprimé à Amsterdam, en 1826.

Direction médicale.

La folie; compagne inséparable de la civilisation, croissant avec elle, se multipliant à mesure que les vices, les passions, les misères, les inventions, les idées nouvelles, se pressent dans la tête de l'homme;

la folie, dis-je, n'est point du domaine de tous. Elle veut, pour être comprise, un médecin psychologiste et moraliste, dont les connaissances médicales soient aussi étendues, en thérapeutique qu'en hygiène. Comment, en effet, diriger le traitement moral qui joue un si grand rôle dans cette partie de la médecine, si l'on n'a fait une étude approfondie des passions qui agitent et tourmentent la vie! Mais eût-il toutes ces qualités, le médecin ne serait pas encore en état de diriger des aliénés, s'il n'avait long-temps vécu avec eux dans les hôpitaux et les établissemens qui leur sont consacrés. Que les autorités et les administrateurs soient bien convaincus que la réputation d'une maison ne dépend pas seulement de ses constructions, qu'elle est encore plus liée aux talens du médecin. Nous pourrions citer des instituts admirablement bien tenus, sous tous les rapports, qui sont déchus de la place qu'ils occupaient dans l'opinion publique, par l'inopportunité du choix médical.

La première qualité d'un médecin d'aliénés, c'est qu'il ait des connaissances spéciales sur la matière; car les devoirs qu'il a à remplir sont d'une haute importance. Ainsi, il doit savoir à quel ordre du cadre nosologique se rapporte le malade qui lui est présenté. Nous avons souvent été témoin des erreurs commises par plusieurs de nos honorables confrères sur la nature des maladies du cerveau. Combien de fois avons-nous vu traiter comme fous des hommes qui avaient un arachnitis, une encéphalite, un ramollissement; le préjugé si défavorable encore à l'aliénation, malgré nos efforts répétés, s'établissait et l'avenir se trouvait à jamais compromis par une faute de diagnostic. D'autres fois, au contraire, nous avons été consulté pour des hommes atteints de maladies mentales, qu'on traitait pour des affections cérébrales d'un autre genre, et nous arrivions pour dire qu'on avait perdu un temps irréparable. Si d'ailleurs les diverses espèces de folie n'étaient pas familières au médecin, il confondrait une classse avec une autre, et ses erreurs auraient les résultats les plus fâcheux pour le malheureux malade. Le classement des aliénés est la fonction qui demande le plus de notions pratiques, parce que leur guérison dépend souvent de ces distinctions rigoureuses. Il y a plus : il ne doit pas perdre de vue les changemens que peut éprouver le genre d'aliénation : ainsi tel homme qui est arrivé furieux, maniaque, peut devenir au bout de quelque temps monomaniaque, et le séjour qui lui avait été assigné au début de son mal, ne saurait lui convenir, quand son cerveau ne délire plus que sur un petit nombre d'idées.

Des questions d'un ordre non moins élevé sont posées à chaque instant au médecin : on lui demande si l'individu est curable ou incurable, s'il peut être ou ne pas être interdit. Cette dernière question exige de sa part une grande observation et une extrême réserve, car à sa solution sont souvent attachés les plus graves intérêts. Une interdiction prématurée, comme une interdiction trop lente ont plus d'une fois amené la ruine de toute une famille. La vie même peut dépendre de son jugement, car il est fréquemment appelé à donner son opinion dans des affaires criminelles, et la culpabilité ou l'innocence de l'action, sera le résultat de l'avis qu'il émettra sur l'état des facultés intellectuelles de l'accusé.

Je suppose le médecin instruit dans l'aliénation mentale, versé dans l'étude du cœur humain; suivons-le maintenant dans l'intérieur de son hôpital. Si l'on était bien pénétré de la haute influence qu'exerce un médecin résidant dans un institut d'aliénés, on lui imposerait pour première condition de sa charge l'obligation de rester dans la maison. Mais il faudrait alors le rétribuer convenablement, car il y a pour lui perte de clientelle, fatigues, dangers et dégoûts de toute espèce. C'est ce que l'on a très bien senti dans les états autrichiens, où les médecins sont obligés à résidence, mais n'ont pas moins de quinze à dix-huit mille francs d'appointemens. M. Esquirol, à qui l'on doit tant d'excellens travaux sur la folie, nous a répété plus d'une fois, que c'était en vivant au milieu des fous, surtout en les observant dans le silence des nuits qu'il était parvenu à acquérir les meilleures notions sur eux. Il est, en outre, un point qui réclame une observation longue et attentive des aliénés, nous voulons parler de leurs maladies; car à la perte de la raison, il faut joindre le long cortège de toutes les autres misères qui déciment l'espèce humaine. C'est ici que l'analogie qui s'offre si souvent entre les fous et les enfans se reproduit avec plus de force. Comme chez ces derniers, nulle plainte raisonnable ne vient donner l'éveil sur l'origine du mal. La phthisie pulmonaire, l'anévrysme, la fluxion de poitrine, l'inflammation du bas-ventre ne sont souvent décelés par aucun indice caractéristique. Un peu d'altération des traits, un peu moins d'appétit, voilà les seuls symptômes des affections les plus graves; ces symptômes qui, pour tout autre, passeraient inaperçus suffisent au médecin d'aliénés pour inspirer les craintes les plus sérieuses, et pour provoquer de sa part l'examen le plus attentif. Mais encore une fois, cette expérience ne s'acquiert qu'en résidant au milieu des fous, et c'est ce qu'ont très bien démontré MM. Esquirol, Jacobi, Burrows et Friedreich; c'est aussi ce que nous a fait voir notre propre expérience.

La cure de l'aliénation n'est pas d'ailleurs seulement thérapeutique comme celle des autres maladies, elle offre encore une seconde partie non moins importante que la première, et souvent même beaucoup plus utile : nous avons nommé le traitement moral. C'est sans contredit le point le plus difficile, et celui qui fait des médecins d'aliénés une classe à part, qui ne compte qu'un petit nombre d'adeptes. Il ne s'agit point ici, en effet, de ces consolations banales que nous avons vu si souvent prodiguer comme des formules tout apprises, mais bien de l'art fort peu aisé de combattre les passions par les passions, en opposant aux penchans désordonnés, emportés, vicieux, des inclinations plus tranquilles, des pensées meilleures. Comme l'organisation, en dernière analyse, est la cause motrice de toutes les actions humaines, celui-là seul sera apte à donner des soins aux malades, qui aura consacré ses veilles à l'étude de l'organisation. S'il se trouve dans la nécessité de faire des remontrances, d'adresser des reproches, de tenir un langage sévère, il le fera avec la mesure convenable, parce qu'il ne s'emportera point contre des fautes, des défauts, des vices inhérens à la nature de l'homme, que l'éducation avait refoulés au fond du cœur, mais qui, par la perte de la raison, se réveillent avec d'autant plus de violence qu'ils avaient souffert une plus longue contrainte. Le médecin psychiatrique est donc la pierre fondamentale d'un asile d'aliénés, et c'est avec vérité que l'on a dit qu'il devait être le centre où tout devait aboutir. La considération la plus grande, la déférence la plus parfaite, telles sont les règles de conduite qui doivent être mises en pratique à son égard. Ainsi placé, il devient un objet de respect et de crainte pour les aliénés et son influence sur leur moral est immense; si le pouvoir, au contraire est partagé, s'il est à plus forte raison contesté, toutes les connaissances du médecin sont inutiles, il n'inspire plus de confiance, le but qu'il se propose, celui même de la maison sont complètement manqués, et il ne lui reste plus qu'à se retirer, s'il ne veut pas compromettre sa réputation et la santé des malades.

Que d'observations curieuses nous pourrions citer de cette puissante influence du contact continuel du médecin avec les aliénés! Combien avons-nous vu de ces malades qui, vainement traités par les hommes les plus habiles dans notre art, arrivaient dans les maisons de santé avec un caractère intraitable, une hauteur et une vanité démesurées, des prétentions de toute espèce, une méchanceté incroyable! On ne pouvait leur adresser la parole sans s'entendre dire des impertinences ou des grossièretés; bientôt cependant l'action médicale commençait à s'exercer; elle était partout, dans les mesures administratives, dans les moyens moraux, dans les repas; et ces mêmes hommes qu'on regardait comme perdus, rentraient dans la société guéris de toutes leurs infirmités morales. On n'a point assez fait d'attention à la différence immense qui existe entre les hôpitaux ordinaires et les établissemens d'aliénés. Dans les premiers, les devoirs du médecin se bornent aux visites du matin, aux prescriptions et aux polices des salles; il peut, s'il a beaucoup de zèle, revenir dans la soirée pour les cas graves, mais enfin, sa présence habituelle n'est point indispensable. Il n'en est plus de même pour les établissemens d'aliénés; le succès du médecin est dû à sa connaissance parfaite de chaque individu, et il ne peut y parvenir qu'en vivant au milieu des aliénés.

Mais il ne suffit pas que le médecin possède de grandes connaissances, qu'il habite dans la maison, il faut encore qu'il se recommande par la moralité de ses principes.

Un extérieur imposant, souvent si utile dans les affaires de la vie, exerce surtout son influence sur les aliénés. Une voix mâle, des accens énergiques donnent plus de poids aux avis et aux remontrances. Le langage doit être alternativement amical et ferme, mais il doit surtout avoir la justice pour règle. Il n'est personne qui n'ait remarqué que les aliénés obéissent aux injonctions qui leur sont faites, lorsqu'elles sont fondées, tandis que les observations déplacées les mécontentent, les irritent et souvent les mettent hors d'eux-mêmes.

Tous les matins le médecin fera sa visite. Il examinera avec soin les nouveau-entrés, sur lesquels l'interne lui donnera une note exacte. Il consolera, réprimandera, ou punira, suivant la conduite des malades. L'histoire de tous lui sera familière, c'est une recommandation qu'on ne saurait assez faire au médecin d'aliénés. Il faut que les malades sachent qu'il s'intéresse à eux, qu'il s'occupe avec soin de tout ce qui les concerne, et que leur santé, leur conduite sont l'objet de son attention.

Chaque jour, il prescrira les remèdes convenables. Ses prescriptions seront inscrites sur des cahiers de visite tenus par les internes. A Charenton, ces cahiers ont 8 colonnes; la 1re comprend les noms du malade; la 2e la date de son entrée à la maison; la 3e les remèdes internes; la 4e les remèdes externes et chirurgicaux; la 5e le régime gras; la 6e le régime maigre; la 7e les bains, douches, promenades, exercices; et la 8e la sortie ou la mort.

Indépendamment de ce cahier, l'interne aura un registre particulier, où seront inscrits les noms, prénoms, âges, lieux de naissance et de domicile, professions et occupations des aliénés; le jour de l'entrée, celui de la sortie ou de la mort, l'historique de la maladie, avec l'indication des causes ou circonstances qui ont pu influer sur son développement et le genre des terminaisons; il y ajoutera une exposition sommaire du traitement, ainsi que le résultat de l'ouverture des corps.

Le médecin aura également dans ses attributions le régime physique et moral; la police médicale et personnelle des aliénés, savoir : la quantité des alimens et des boissons, la classification des malades, le lieu et la durée des réclusions, le degré de liberté dont ils peuvent jouir à l'intérieur et à l'extérieur. C'est encore lui qui prescrira les moyens de répression, d'encouragement ou de récompense à employer à l'égard des aliénés, les différens genres de travail ou d'amusement auxquels on peut les appliquer, la manière dont les gens de service doivent leur parler, les traiter et se conduire avec eux.

Les visites des parens, des amis et des étrangers ne pourront avoir lieu sans son autorisation. A Saint-Lazarre près Reggio de Modène, il propose au président les dépenses, et lorsqu'elles sont approuvées, elles sont faites par l'intendant.

Le médecin désignera les convalescens de l'un et de l'autre sexe, les malades qui peuvent être admis à la table commune.

La police des salles, leur tenue sous le rapport de la salubrité, l'époque des feux, le degré de chaleur à l'aide du thermomètre, les ouvertures des corps seront entièrement du ressort du médecin. Tous les mois il fera l'inspection des médicamens et quand il le jugera convenable, celle des différens comestibles, ainsi que des cuisines.

Les bains et les douches ne devraient être donnés qu'en sa présence. A son défaut, le médecin-adjoint ou le directeur le suppléeront.

Mais, nous le répétons encore en terminant ce mémoire, si l'on veut qu'un établissement soit bien tenu, si l'on veut qu'il jouisse d'une réputation méritée, il faut non-seulement que le médecin soit honoré, respecté dans la maison, mais qu'il soit connu au dehors par son instruction et par ses travaux. Point de célébrité sans les talens.

Note sur l'asile de Saint-Yon à Rouen.

En 1833, il y avait 445 aliénés dans la maison, savoir : 210 hommes et 235 femmes.

107 malades étaient entrés dans le courant de l'année 1833, 54 hommes et 53 femmes; il en était sorti 77, savoir 39 hommes et 38 femmes; 40 aliénés avaient recouvré la raison. 17 hommes et 25 femmes avaient succombé.

Le personnel se composait :

1° Des malades des départemens étrangers payant intégralement 450 fr., nombre.	51
2° Des malades du département appartenant à des communes riches ayant 10,000 fr. de revenu, ou à des communes renfermant un hospice. Ces malades paient 350 fr., ci. .	173
3° Des malades pauvres, mais dont 38 paient généralement les uns, ci.	38
Les autres, demi-pension, ci.	20
Les autres ne paient rien, ci.	63
4° Des pensionnaires aux taux des 4 classes.	100
Total. . .	445

Les dépenses des pensionnaires sont évaluées :

	Par jour.		Par année.	
1re classe.	2 fr.	70 c.	988 fr.	20 c.
2e classe.	2	20	805	20
3e classe.	1	60	585	60
4e classe.	1	09	399	00

Personnel de l'administration :

Directeur, logé, chauffé, éclairé.	4,600 fr.
Médecin, *id.*	4,600
Chirurgiens *ad honores*.	»
3 Élèves internes, logés, chauffés, éclairés, blanchis, nourris, chacun.	400
Aumônier, logé, chauffé, éclairé, blanchi, nourri. . .	500
Économe, logé, chauffé, éclairé, blanchi.	1,500
Sous-économe. *id.*	600
Commis principal externe.	1,500
2 Expéditionnaires externes, chacun.	700
Chauffeur, en même temps baigneur, nourri, habillé, logé, chauffé.	350
Portier, *id.*	300
Jardinier, *id.*	500
Cuisinier, *id.*	450

Infirmerie.

17 Sœurs de voile et une supérieure, chacune. . . .	200 fr.
8 Sœurs converses, chacune.	150
1 Infirmier-major, nourri, logé, habillé.	500
6 Infirmiers de 1re classe, habillés, nourris.	250
6 Infirmiers de 2e classe, *idem*, chacun.	200

Dépenses de 1833.

Office divin.	645	95 c.
Bureaux.	867	60
Employés.	25,138	64
Nourriture.	90,043	57
Pharmacie.	4,151	80
Perruquier.	1,082	»
Tabac.	4,465	»
Lingerie, vestiaire, chaussure.	20,899	65
Blanchissage.	4,264	90
Mobilier.	8,893	13
Chauffage.	12,917	70
Éclairage.	1,865	77
Bâtimens.	9,401	90
Jardins.	1,901	43
Dépenses imprévues.	725	53
Total. . .	187,264	57

Le département de la Seine-Inférieure alloue 30,000 fr. par an. De plus, une deuxième allocation qui varie de 35,000 à 18,000 fr.

Le nombre des aliénés est dans ce moment de. . . .	430
Celui des employés est de.	57
Total. . .	487

Ce qui donne par année par tête. .	384 fr.	52 c.
Et par jour par personne.	1	65

Note sur Charenton.

Les pensionnaires de cette maison forment trois classes : ceux de la première paient 1300 fr. ; ceux de la seconde, 1000 ; ceux de la troisième, 720 fr.

Le gouvernement paie, en outre, une somme annuelle de 40,000 fr. pour 68 places entières, 29 demi-places, et 10 places à des prix divers. Des militaires de toutes armes et de tous grades sont entretenus aux frais des ministères de la guerre et de la marine. Enfin la maison de Charenton a encore un revenu de 15,500 fr. C'est avec ces ressources qu'on fait face aux dépenses.

Les traitemens fixes sont déterminés pour chaque année ainsi qu'il suit :

Celui du directeur.	6,000 fr.
du médecin en chef.	4,000
du chirurgien en chef.	2,000
du médecin-adjoint.	1,500
de l'économe.	1,800
du receveur.	1,500
du surveillant.	1,500
du préposé aux réceptions. . . .	600
des internes.	500
de l'aumônier.	600
de la surveillante de la lingerie. . .	400
des commis aux écritures. . . .	800
des expéditionnaires.	600
des garçons de bureau.	250

Le directeur, l'aumônier, le médecin-adjoint, l'économe, le receveur, le suppléant, le préposé aux réceptions, la surveillante de la lingerie, les élèves internes, les commis et les expéditionnaires sont logés, nourris, chauffés, éclairés et blanchis aux dépens de l'établissement. Lorsque le médecin en chef réside dans la maison, il jouit des mêmes avantages; s'il réside à Paris, il lui est payé pour indemnité de ses frais de voyage une somme annuelle de 2000 fr.

Les fixations des gages des infirmiers, domestiques et gens de service, les avantages dont ils jouissent dans l'établissement sont déterminés par le directeur.

Le directeur peut allouer aux employés, aux infirmiers et aux domestiques de toute espèce de la maison des gratifications extraordinaires proportionnées aux travaux dont ils ont été chargés, à leur zèle, à leur assiduité, à leur fidélité et à leur bonne conduite, pourvu que ces gratifications n'excèdent pas par année le dixième du traitement de 600 fr. et le dessus, ou le quart des gages au-dessous de 600 fr. Ces gratifications sont prises sur les gains et les bonifications que la maison peut faire sur les divers abonnemens.

Le receveur est tenu de fournir un cautionnement en numéraire de la somme de 10,000 francs, qui est versé dans la caisse du Mont-de-Piété de Paris.

EXPLICATION DE LA PLANCHE.

A'. Divisions principales.
A. Allées conduisant aux bâtim.

Ire DIVISION.—*Péristyle.*

1. Concierge principal.
2. Bureau d'entrée.
3. Salle de réception.
4. Salle de garde.
5. Parloir.
6. Vestiaires.
7. Aumônier.
8. Médecin en chef.
9. Employés.
10. Elèves en médecine.

IIe DIVISION. — *Milieu à 1 ou 2 étages; le dernier étage avec belvédère.*

B. 1. Directeur.
2. Econome.
3. Pharmacien.
4. Médecin adjoint.
5. Pharmacie.
6. Cuisine.
7. Officines.
8. Magasins des étoffes.
9. *id.* des toiles.
10. *id.* des ustensiles.
11. *id.* des comestibles.
12. L'étal.
13. La panneterie.
14. L'épicerie.

C. IIIe DIVISION. — *Formant le carré.*

1. Chapelle.
2. Communauté.
3. Lingerie.
4. Boulangerie.
5. Buanderie (couloir, lavoir, dépôt de linge sale, séchoir, repassage et pliage).
6. Matelasserie.
7. Amphithéâtre.
8. Salle des morts.

9. Bûcher.
10. Charbonnerie.
11. Réservoir.
12. Pompe à feu.

DD. Maison pour les pensionn.

Ailes longues.

EE. Côté des hommes.
FF. Côté des femmes.
G'G'. Bains.
HH. Carrés.
1er Carré à dortoirs.
2e Carré à cellules.
3e Carré à cellules.
4e, 5e, 6e, 7e et 8e carrés à dortoirs.

Distribution d'un carré.

1. Loge du 1er surveillant.
2. Magasin.
3. Chambre des infirmiers.
4. Réfect., salle de réunion.
5. Lavoir.
6. Cellules, dortoirs.
7. Cour, jardin.
8. Porte de communication avec l'extérieur.
9. Lieux d'aisances.
10. Corridor intérieur.
11. Corridor extérieur.
12. Grille à clairières.
13. Jardin.
14. Terrains qui séparent les carrés.

II. Bâtiment des furieux, à 12 cellules, séparé des autres.
KK. Bâtiment des épileptiques. On aura quelques cellules par carré.
LL. Infirmerie à dortoirs.
M. Corridor commun.
N. Mur de ronde.
OO. Jardins, potagers, ferme, plantations d'arbres.
PP. Enceinte générale.

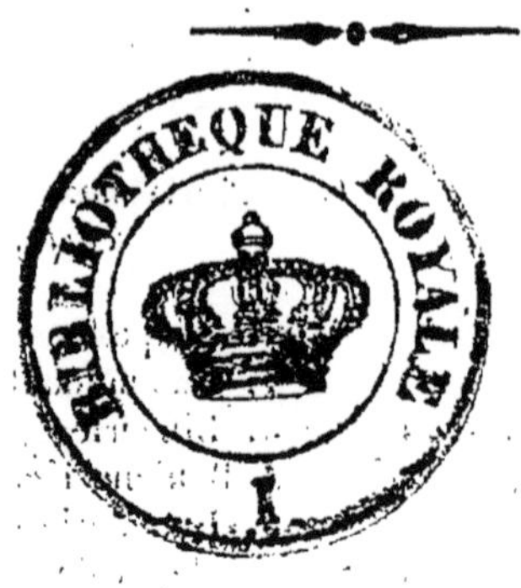

www.ingramcontent.com/pod-product-compliance
Ingram Content Group UK Ltd.
Pitfield, Milton Keynes, MK11 3LW, UK
UKHW021006200726
13857UKWH00004B/1308

9 782012 865150